당뇨 콩팥병,
아는 만큼 길이 보인다

당뇨 콩팥병, 아는 만큼 길이 보인다

초판 1쇄 발행 2017년 4월 12일
초판 4쇄 발행 2021년 7월 15일

지은이 삼성서울병원 당뇨병센터
펴낸이 문영섭
펴낸곳 도서출판 마루
교정·교열 임정은
편집 심강희, 김선영
디자인 새와나무

등록 제2013-000088호
주소 서울시 영등포구 선유로9길 10, 1021호
전화 02-6959-2034
메일 marulink@naver.com

값 14,800원
ISBN 979-11-952234-6-6 13510

* 잘못된 책은 바꿔드립니다.
* 이 책은 저자와의 계약에 의해 도서출판 마루에서 발행합니다.
* 이 책은 저작권법에 따라 보호받는 저작물이므로 무단전제와 무단복제를 금지하며 이 책 내용의 전부 또는 일부를 이용하려면 반드시 저작권자와 도서출판 마루의 서면동의를 받아야 합니다.

이 도서의 국립중앙도서관 출판시도서목록(CIP)은 서지정보유통지원시스템 홈페이지(http://seoji.nl.go.kr)와 국가자료공동목록시스템(http://www.nl.go.kr/kolisnet)에서 이용하실 수 있습니다.(CIP제어번호: CIP2017008775)

당뇨 콩팥병, 아는 만큼 길이 보인다

삼성서울병원 당뇨병센터·신장내과 지음

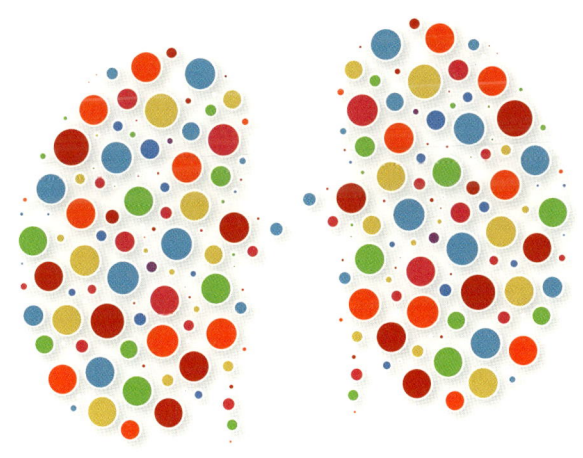

도서출판 마루

머리말

 많은 당뇨병 치료제가 개발되어 사용되고 있지만 약물치료를 열심히 하여도 24시간 내내 정상 혈당을 유지하기는 매우 어렵습니다. 당뇨병의 관리 원칙은 혈당뿐만 아니라, 혈압, 콜레스테롤 및 체중을 초기부터 철저히 조절하는 것이며 가장 중요한 것은 식사 조절 및 운동을 꾸준히 계속하는 것입니다. 그렇지만 최선을 다해 당뇨병의 관리를 해 나가는 환자분들에게도 합병증은 생길 수 있습니다. 합병증이 발병했다고 해서 당뇨병을 관리하는 노력을 멈추면 합병증의 진행이 더욱 빨라지게 되므로 실망하거나 무관심해 지지 말고 더욱 철저히 관리를 하는 것이 중요합니다. 합병증이 발병하기 전에 철저히 혈당, 혈압 및 콜레스테롤과 체중을 관리하는 것이 가장 중요한 치료 원칙이지만, 합병증이 발병할 위험은 여전히 남아 있기 때문에 합병증에 대한 준비를 미리 하는 것 또한 매우 중요하다고 할 수 있습니다.

 당뇨병의 합병증은 눈, 콩팥, 신경 등에 오는 미세혈관 합병증과 뇌졸중, 협심증 등의 대혈관 합병증으로 나눌 수 있으며, 일단 합병증이 발생하게 되면 삶의 질이 상당히 떨어지게 됩니다. 이 가운데, 콩팥병은 그 심각성이 매우 큰 합병증으로, 초기에는 미세단백뇨 등의 경미한 변화만 나타나지만 진행할 경우 혈액/복막 투석이나 콩팥 이식을 받아야 하는 어려움을 겪을 수 있습니다. 콩팥 합병증의 단계별로 조금씩 다른 치료와 검사가 필요하게 되는데, 모든 단계에서 콩팥병에 대한 개념 및 관리법에 대한 교육이 필수적이라 할 수 있습니다.

 저희 삼성서울병원 당뇨병센터에서는 잘 기획된 당뇨병 교육만이 이러한 어려움을 극복할 수 있다는 확신 하에 오래 전부터 다양한 교육 프로그램을 개발하여 시행하고 있는데, 이번에는 합병증 가운데 심각성이 매우 큰 콩팥병에 대한 관리 원칙과 요령을 정리한 교육 자료를 제작하기로 하였습니다. 이 교재에서는 다양한 분야의 최신 지견을 어렵지 않은 용어로 정리하려고 노력하였으며, 독자분들은 기존의 '당뇨병과 함께 즐거운 인생을'에서 알려 드린 관리 요령과 콩팥병의 발병 단계에 따른 관리 요령의 같은 점과 다른 점을 비교해 봄으로써 더욱 알찬 지식을 습득할 수 있을 것입니다.

콩팥병에 대한 기본 지식을 익히고 생활 습관을 개선하는 것이 매우 중요하지만, 질병 치료라는 목적에만 국한되지 않고 내 인생을 한 단계 업그레이드하여 폭넓은 삶을 살 수 있도록 노력해야 합니다. 교재의 내용을 충실히 준비하려고 노력을 많이 기울였지만, 실제 당뇨병 교육을 받으며 교재의 내용을 익히는 것이 꼭 필요합니다. 본 교재와 함께 합병증을 예방하고 관리하여 성공적인 삶을 누리시길 바라겠습니다.

2017년 1월
前 성균관의대 삼성서울병원 당뇨병센터장 이문규

CONTENT

머리말 ······ 5

I. 당뇨병을 따라다니는 콩팥병

1. 당뇨병, 고혈당으로 끝나지 않아요 ··· 15
2. 콩팥이란? ··· 17
3. 콩팥이 하는 일 ··· 18
4. 만성 콩팥병, 콩팥이 일을 못하면? ··· 20
5. 만성 콩팥병의 원인 ··· 21
6. 당뇨 콩팥병, 누구에게 생길까? ··· 22
7. 당뇨 콩팥병, 아무리 강조해도 지나치지 않은 조기 진단 ··· 26
8. 당뇨 콩팥병이 오면 이런 증상이 생겨요 ··· 32
9. 당뇨 콩팥병의 진행 경과 ··· 36
10. 당뇨 콩팥병, 나는 지금 어디쯤 와 있을까? ··· 38

II. 당뇨 콩팥병 더디게 만들기

1. 콩팥병의 복병 - 단백뇨 줄이기 ⋯ 45
2. 혈압을 낮추면 콩팥이 덜 힘들어요 ⋯ 50
3. 여전히 기본은 혈당조절 ⋯ 58
4. 동맥 경화증의 최대의 적, 콜레스테롤 ⋯ 64
5. 콩팥으로 가는 부담 줄이기 - 적절한 체중 유지 ⋯ 70
6. 내가 먹는 약들, 모두 콩팥으로 모여요 ⋯ 72
7. 콩팥에게도 나쁜 친구, 흡연 ⋯ 75
8. 빈혈, 전해질 불균형 관리 ⋯ 77
9. 당뇨 콩팥병에 동반될 수 있는 심혈관계 질환 예방 ⋯ 79
10. 예방 접종은 선택이 아닌 필수 ⋯ 80

III. 당뇨 콩팥병 관리는 식사요법 지키기부터

1. 소금과 멀어지기 ⋯ 87
2. 단백질 적당히 먹기 ⋯ 97
3. 영양 결핍은 더 큰 문제 - 충분한 열량 섭취하기 ⋯ 99
4. 몸에 쌓이는 칼륨, 인 - 식사로 조절하기 ⋯ 101
5. 포기할 수 없는 당뇨 식단 ⋯ 113
6. 귀를 닫자! 민간요법이나 건강보조식품 ⋯ 125

IV. 체력이 좋아야 병도 이긴다 – 운동과 친해지기

1. 운동 – 이렇게 하면 좋습니다 … 131
2. 만성 콩팥병 환자가 운동할 때 주의할 점 … 133
3. 허리 및 허벅지 근육 강화 운동 … 135

V. 말기 콩팥병, 아는 만큼 길이 보인다

1. 혈액투석 심층해부 … 145
   말로만 들어본 혈액투석 … 145 | 혈액투석의 시작 … 146 | 혈액투석의 실제 … 147
   혈액투석의 경과 … 148 | 혈액투석의 생명선 – 혈관통로 … 149
   성공적인 동정맥루를 준비하기 위해서는? … 152 | 혈액투석의 장·단점 … 153
   혈액투석의 비용 … 154 | 혈액투석의 부작용과 후유증 … 154
   혈액투석 환자의 예후와 개선 방향 … 155

3. 복막투석 심층해부 … 156
   복막투석이란 것도 있구나! … 156 | 복막투석을 고려한다면? … 158
   복막투석의 준비과정 … 159 | 복막투석의 장·단점 … 160
   복막투석의 비용 … 161 | 복막투석의 실제 … 162

3. 스스로 점검하는 내 몸 상태 … 170
   투석으로 노폐물은 잘 제거되고 있을까? … 171
   혈관통로 문제 없이 오래 쓰는 비법 … 172 | 나의 헤모글로빈 수치는? … 176
   투석 환자의 최대의 난제 – 수분 관리 … 178 | 간과할 수 없는 감염 … 180
   변비, 피할 수 없을까? … 181 | 건조할 때 심해지는 가려움증 극복하기 … 185
   알고 복용하자 – 한 움큼씩 되는 약들 … 187

4. 검사 결과 이해하기 … 191
   노폐물 검사 … 191 | 빈혈검사 … 192 | 전해질 검사 … 193 | 영양검사 … 193
   뼈와 관련된 검사 … 194 | 기타검사 … 195

5. 몸보다 더 아픈 마음 달래기 … 196
   나의 감정 상태는? … 197 | 성공적인 투석 생활을 위해서는? … 198
   투석 환자의 가족들은 어떻게해야 할까요? … 199 | 스트레스 대처는? … 200
   심리적으로 적응하기 … 202 | 나의 심리적 건강상태 점검하기 … 203
   투석치료에서의 나의 역할은? … 204

6. 콩팥 이식 심층해부 … 206
   투석을 중단할 수 있는 기회-콩팥 이식 … 206
   나도 콩팥 이식을 받을 수 있을까? … 207
   이식 환자의 생존율과 이식 콩팥의 생존율 … 207 | 이식으로 향한 첫 걸음 … 208
   이식 전 절차-생체 이식과 뇌사자 이식 … 210
   알아 두면 좋은 이식 수술 과정 … 212 | 소요되는 비용 … 213
   놓칠 수 없는 이식 후 관리 … 214

부록: 만성 콩팥병 환자를 위한 복지 혜택 … 217

참고문헌 … 225

I

당뇨병을 따라다니는 콩팥병

장기간 고혈당이 지속되면 모세혈관의 덩어리인 사구체가 손상되어 소변으로 단백뇨가 배설되고 콩팥의 기능이 점차 감소하게 됩니다. 당뇨병을 따라다니는 콩팥병을 잘 관리하기 위해서는 콩팥병에 대한 올바른 지식을 가지고 이를 토대로 관리하는 것이 중요합니다.

1. 당뇨병, 고혈당으로 끝나지 않아요
2. 콩팥이란?
3. 콩팥이 하는 일
4. 만성 콩팥병, 콩팥이 일을 못하면?
5. 만성 콩팥병의 원인
6. 당뇨 콩팥병, 누구에게 생길까?
7. 당뇨 콩팥병, 아무리 강조해도 지나치지 않은 조기 진단
8. 당뇨 콩팥병이 오면 이런 증상이 생겨요
9. 당뇨 콩팥병의 진행 경과
10. 당뇨 콩팥병, 나는 지금 어디쯤 와 있을까?

당뇨병, 고혈당으로 끝나지 않아요 1

우리가 먹은 모든 음식은 위장을 통해 소화 과정을 거쳐 포도당으로 변합니다. 포도당은 혈액을 타고 우리 몸 곳곳으로 이동해 에너지원으로 사용되는데, 이를 위해서는 췌장에서 분비되는 '인슐린'이라는 호르몬이 반드시 필요합니다. 당뇨병이란 췌장에서 인슐린이 전혀 분비되지 않거나 분비되더라도 세포에서 제 기능을 못하여 혈액 중에 포도당(혈당)이 높아지고, 에너지원으로 이용되지 못한 혈당이 소변으로 배설되는 병입니다.

당뇨병 관리를 소홀히 하여 고혈당이 장기간 지속되면 전신의 큰 혈관과 미세혈관에 손상이 발생할 수 있습니다. 콩팥에서도 작은 모세혈관 덩어리인 사구체가 고혈당으로 손상받기 쉽습니다. 사구체가 손상되면 점점 콩팥 기능이 감소하여 만성 콩팥병으로 진행하게 됩니다.

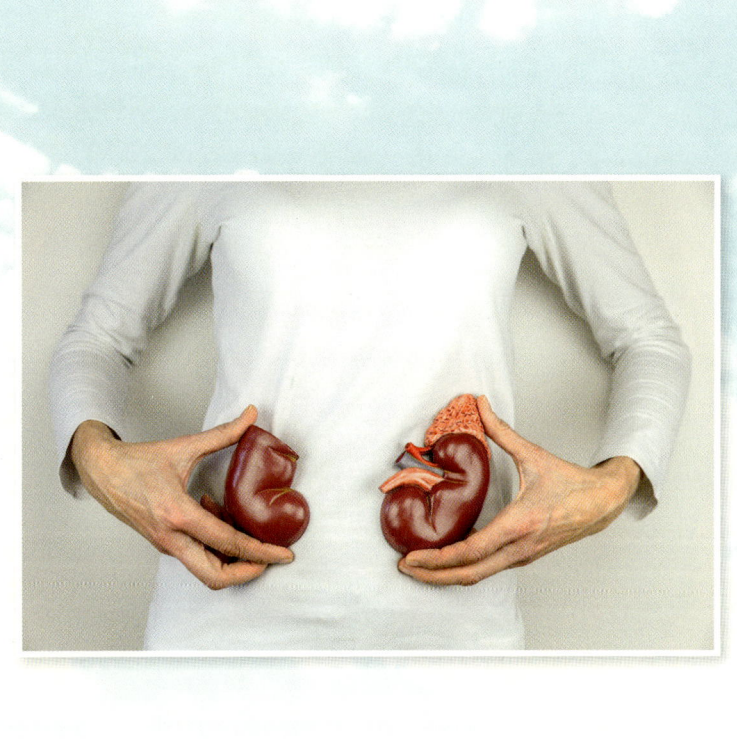

콩팥이란? 2

콩팥은 우리 몸의 신진대사 과정에서 생겨난 노폐물을 걸러 내는 '여과 장치(필터)' 역할과 우리 몸의 '항상성'을 유지하는 역할을 하는 중요한 장기입니다.

콩팥은 등쪽 척추를 사이에 두고 좌우에 한 개씩 있으며, 크기는 길이 10cm, 폭 5cm, 하나의 무게는 150g 정도입니다. 적갈색의 완두콩 모양을 하고 있기 때문에 '콩팥'이라고 합니다.

콩팥에는 모세혈관이 실타래처럼 엉켜있는 사구체가 양쪽에 각각 약 100만 개씩 있어 여과기 역할을 합니다. 심장에서 나오는 혈액의 20~30%가 통과하면서 몸에 필요한 것은 남기고, 노폐물은 사구체를 통하여 걸러집니다. 걸러진 노폐물은 세뇨관을 통과하면서 우리 몸에 필요한 성분은 재흡수되고 노폐물과 여분의 수분은 하루 평균 약 1.5~2리터의 소변이 되어 배설됩니다.

3 콩팥이 하는 일

콩팥의 가장 중요한 기능은 소변을 만들어 우리 몸에서 생기는 노폐물과 필요 없는 수분을 배출하는 것입니다. 따라서 콩팥의 기능이 떨어지면 우리 몸에 노폐물이 쌓이게 됩니다.
그 외에도 콩팥은 다음과 같은 일을 하고 있습니다.

- 수분과 전해질, 산과 염기 균형을 유지합니다.
- 적혈구 생성을 돕습니다.
   : 적혈구를 만드는데 필요한 '에리스로포이에틴'이라는 조혈 호르몬을 분비하여 빈혈을 예방합니다.
- 건강한 뼈를 유지하도록 도와줍니다.
   : 콩팥은 비타민 D를 활성화시킵니다. 비타민 D는 장에서 칼슘의 흡수를 촉진시켜 뼈를 튼튼하게 만들어 줍니다.

- 혈압을 조절합니다.
   : 콩팥은 '레닌'이라는 호르몬을 분비하여 혈압을 조절합니다.
- 약물의 대사와 배설
   : 복용하는 많은 약물이 콩팥에서 소변으로 배설되거나 대사 됩니다.

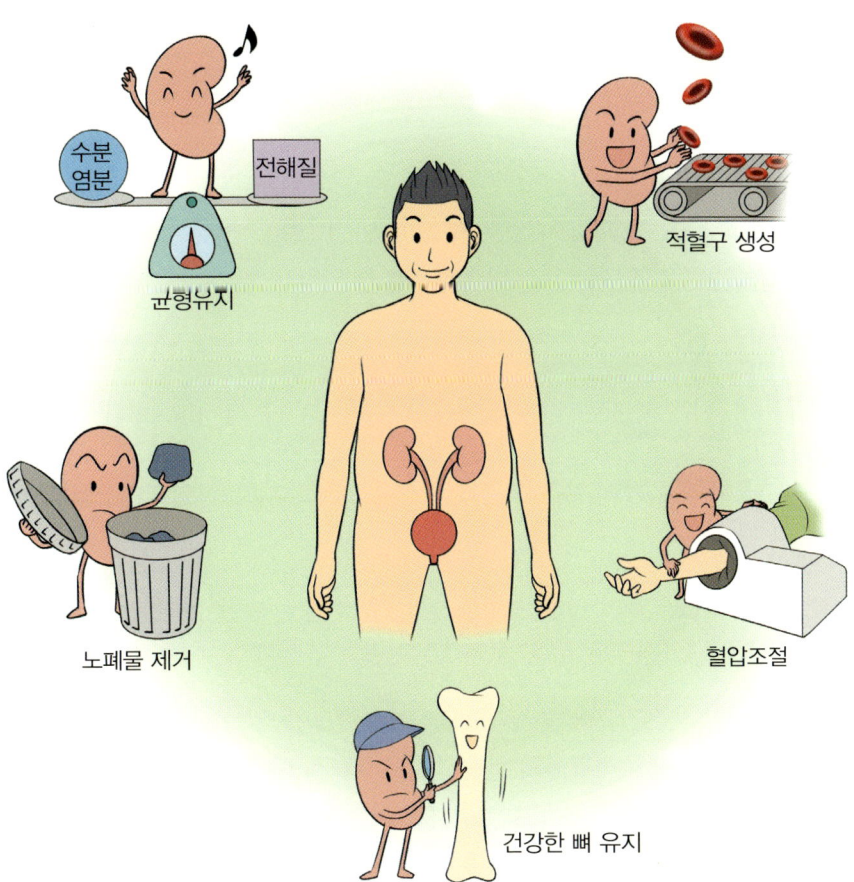

4. 만성 콩팥병, 콩팥이 일을 못하면?

콩팥에 병이 생기면 콩팥의 여과 기능(사구체여과율)이 감소하여 우리 몸에 노폐물이 쌓이게 되는데, 이런 상태가 3개월 이상 지속되면 만성 콩팥병이라고 합니다. 노폐물이 조금 증가하였을 때는 우리 몸에 별다른 문제가 일어나지 않지만, 사구체 여과율이 지속적으로 감소하여 콩팥 기능이 떨어지고 노폐물의 증가가 심해지면, 생명을 유지하는 것이 어려워집니다.

이것만은 꼭 알아둡시다!

당뇨 콩팥병은 당뇨병 환자의 40%에서 발생할 수 있는 당뇨병의 가장 심각한 합병증입니다. 혈당 및 혈압이 잘 조절되지 않는 경우, 체중이 많이 나가거나, 담배를 피는 경우 더 잘 생기므로 혈당 조절, 혈압조절, 적정 체중 유지, 금연을 생활화하여 콩팥병없는 건강한 생활을 유지합시다.

만성 콩팥병의 원인 5

만성 콩팥병의 3대 원인은 당뇨병, 고혈압, 만성 사구체신염입니다. 2010년 대한신장학회 등록 사업 통계에 따르면, 투석이나 이식을 받는 환자(말기 콩팥병)의 원인 질환으로 당뇨 콩팥병 45%, 고혈압 19%, 만성 사구체신염 11%를 차지하고 있습니다.

당뇨병 환자의 입장에서 보더라도 당뇨 콩팥병은 당뇨병 환자의 20~40%에서 발생하는 가장 심각한 합병증입니다. 특히 지난 20~30년 동안 의학의 발전으로 여러 당뇨병의 합병증이 많이 감소한 것에 비해 당뇨 콩팥병의 발생률은 전혀 줄어들지 않았습니다. 혈당 조절이 잘 되지 않으면 콩팥병이 더 잘 생기고 더 빨리 진행됩니다.

6 당뇨 콩팥병, 누구에게 생길까?

당뇨 콩팥병은 어떤 사람에게 잘 생길까요?
다음과 같은 위험인자가 있는 경우 당뇨 콩팥병이 더 잘 생기게 됩니다.

자신의 위험인자를 V표로 점검하여 봅니다. 당뇨 콩팥병을 예방하기 위해서는 위험인자를 개선하고, 정기적인 검사를 받도록 합니다.

조절할 수 없는 위험인자

- 당뇨병 유병 기간: 5년 이상
- 유전적인 요인: 당뇨 콩팥병의 가족력
- 당뇨병으로 인한 망막 합병증을 가지고 있을 때

조절할 수 있는 위험인자

- ☑ 고혈당
- ☑ 고혈압
- ☑ 고지혈증
- ☑ 과체중(특히 복부비만)
- ☑ 과도한 염분과 단백질 섭취
- ☑ 빈번한 요로 감염 및 요로 폐쇄
- ☑ 흡연
- ☑ 신독성 약물
  - 비스테로이드성 소염진통제
  - 항생제(테트라사이클린, 세팔로스포린, 리팜핀, 아미노글리코사이드계)
  - 방사선 촬영용 조영제(주사로 투여할 때)
  - 금속제(수은, 납, 금, 구리, 카드뮴)
  - 장기간의 한약 혹은 건강보조식품(일부), 항암제(일부)

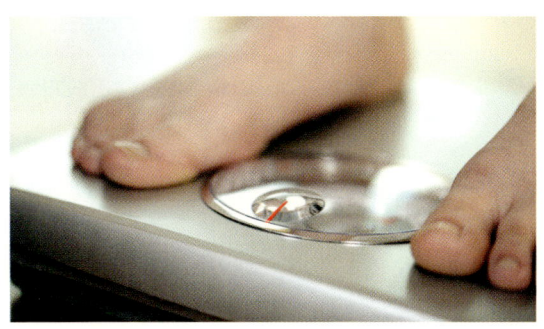

Q & A

Q 당뇨병과 요로 감염은 어떤 관계가 있나요?

요로 감염은 요로계(콩팥, 요관, 방광, 요도)에 세균이 침입함으로써 발생하는 질환을 총칭합니다. 염증이 방광에 국한된 경우 방광염이라고 하며, 콩팥까지 침범한 경우 신우신염이라고 합니다. 방광염은 잔뇨감, 잦은 배뇨, 배뇨시 통증 등의 증상을 주로 유발합니다. 대체로 쉽게 치료되어 콩팥의 기능에 영향을 미치지 않으나, 요로 저류를 유발하는 경우 급성 콩팥손상이 발생하기도 합니다. 신우신염은 옆구리 통증 및 발열 등의 전신 증상을 동반하는 보다 더 심각한 감염이며, 급성 콩팥손상을 동반하는 경우가 많아 예방 및 치료가 중요합니다. 당뇨 콩팥병이 있는 상태에서 요로 감염 및 급성 콩팥손상이 발생하는 경우, 콩팥 기능의 급격한 감소가 발생합니다. 요로 감염을 치료하면서 급성 콩팥손상은 대체로 회복되지만, 완전하지 않은 경우가 있고, 이후 당뇨 콩팥병의 진행이 빨라지는 경향이 있습니다.

요로 감염의 직접적인 원인은 주로 장내세균(90% 이상이 대장균임)이 요로계로 유입되면서 발생합니다. 따라서 회음부 위생 관리가 예방에 중요합니다. 당뇨 환자에서 요로 감염은 비당뇨인보다 4~5배 더 많이 발생합니다. 통계에 의하면 여자 당뇨인의 19%에서, 남자 당뇨인의 2%에서 요로 감염을 일으킨다고 보고된 바 있습니다. 또한 방광염이 신우신염으로 합병하는 비율이나 급성 콩팥손상을 동반하는 경우가 많아 비당뇨인에 비해서 보다 심각한 문제가 될 수 있습니다.

특히, 당뇨병에 의한 신경계의 이상으로 방광내 요로 저류가 있는 경우 요로 감염이 빈발하고 치료도 쉽게 되지 않으므로 이와 같은 경우에는 방광의 요 배출 기능을 평가해 보아야 합니다.

🔵 요로 감염을 예방할 수 있는 방법이 있을까요?

- 혈당 조절을 잘합니다.
- 소변을 오랫동안 참지 않습니다.
- 여성의 경우 대소변을 본 후에 항상 앞에서 뒤로 닦도록 합니다. 뒤에서 앞으로 닦으면 항문 주위에 있는 잡균이 요도 주위에 묻을 수 있기 때문입니다.
- 여성인 경우 부부 관계 전 샤워를 하고 부부 관계 후 15분 이내에 배뇨를 합니다.
- 비타민 C가 풍부한 채소(풋고추, 고춧잎, 피망, 케일, 양배추, 시금치 등)를 많이 먹습니다. 단 칼륨이나 인이 높은 경우에는 섭취를 주의해야 합니다. 비타민 C는 소변의 산도를 높여서 세균의 번식을 억제합니다.
- 증상을 동반한 요로 감염이 발생하면 즉시 적절한 항생제 치료를 합니다.

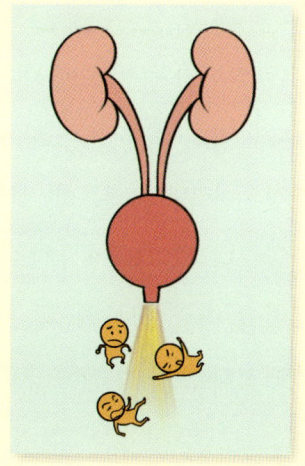

7 당뇨 콩팥병,
아무리 강조해도 지나치지 않는 조기 진단

당뇨 콩팥병은 어떻게 알 수 있을까요? 만성 콩팥병은 '침묵의 병'이라고 불릴 정도로 심각하게 나빠질 때까지 증상이 나타나지 않는 경우가 많습니다. 따라서 검사를 해야 콩팥 합병증의 발생 여부를 알 수 있습니다. 콩팥 합병증은 당뇨병 발생 5년 뒤부터 생길 수 있으므로 제1형 당뇨병의 경우, 당뇨병 진단 5년 뒤부터 콩팥병에 대한 선별 검사를 해 보아야 합니다. 제2형 당뇨병의 경우, 당뇨병이 발생하고 시간이 지난 후에 진단되는 경우가 많기 때문에 진단시에 약 10%에서 콩팥병이 동반되어 있습니다. 따라서 제2형 당뇨병을 진단 받으면, 진단 즉시 콩팥병에 대한 검사를 해 보아야 합니다. 콩팥병은 소변검사와 혈액검사로 쉽게 진단할 수 있습니다.

검사 방법
- 소변검사: 알부민뇨
- 혈액검사: 혈청 크레아티닌, 사구체여과율

검사 시기
- 제1형 당뇨병 환자
  : 사춘기 또는 당뇨병 진단 5년 후부터 연 1회
- 제2형 당뇨병 환자
  : 진단시점부터 연 1회

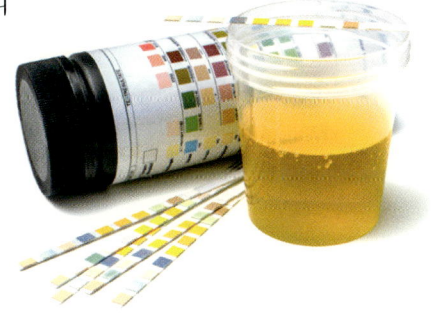

이것만은 꼭 알아둡시다!

제1형 당뇨병의 경우 당뇨 발병 5년 후부터, 제2형 당뇨병의 경우 진단 시부터 매년 소변검사와 혈액검사를 해 보아야 합니다. 소변으로 배설되는 알부민의 양과 혈액검사를 통해 사구체여과율을 확인하여 병의 발생 여부 및 진행 정도를 쉽게 알 수 있습니다. 조기 진단은 병의 진행을 늦추는 필수 요건입니다.

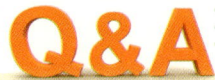

알부민뇨 검사의 주의점은?

- 소변으로 나오는 알부민의 양은 하루 중 시간에 따른 변동이 있으므로 가능하면 아침 첫 소변이나 적어도 아침에 검사하는 것이 좋습니다.
- 소변검사에서 알부민뇨가 배설되면 3~6개월 내에 2회 더 검사하여 2회 이상 비정상인 경우 알부민뇨로 확진 합니다.
- 일시적으로 알부민뇨가 나오는 경우가 있으며, 아래의 해당 사항이 있는 경우에는 검사를 연기 하도록 합니다.

일시적으로 알부민뇨가 나오는 요인
- 24시간 이내에 심한 운동을 한 경우
- 감기, 몸살 등으로 열이 나는 경우
- 요로 감염이 있는 경우
- 혈당, 혈압이 높은 경우
- 소염제, 신통제를 복용 중인 경우
- 조영제를 이용한 방사선 검사를 한 경우
- 울혈성 심부전이 있는 경우

검사 의미	일회 소변 (μg/mg 크레아티닌)	24시간 소변 (mg/일)
정 상	30 미만	20 미만
미세알부민뇨	30~299	20~199
현성 단백뇨	300 이상	200 이상

사구체여과율(glomerular filatration rate: GFR)이란?

사구체여과율은 콩팥의 여과 기능을 나타내는 지표입니다. 사구체여과율은 사구체를 통하여 여과되는 혈장의 양을 의미하는 것으로 정확하게는 '콩팥이 혈액을 1분당 얼마나 걸러 내는가'를 뜻합니다. 정상 콩팥은 1분에 혈액(혈장) 90~120 mL를 걸러내므로 사구체여과율의 정상 범위는 90~120 mL/min/1.73m² 입니다.

사구체여과율은 나이와 체격, 근육량에 따라 차이가 있습니다. 예를 들면 18세 이하, 임신, 고도 비만, 또는 근육량이 지나치게 많거나, 적은 경우 검사 결과가 정확하지 않을 수 있습니다.

사구체여과율이 감소된 상태를 콩팥 기능이 감소되었다고 말합니다. 사구체여과율이 60 mL/min/1.73m² 미만이면 콩팥 기능이 감소된 것이며, 이 상태가 지속되면 만성 콩팥병일 가능성이 많습니다. 만약 사구체여과율이 처음으로 낮게 나왔다면 3개월이내에 다시 한 번 검사를 받도록 합니다. 사구체여과율이 15 mL/min/1.73m² 미만으로 떨어지면 말기 콩팥병으로 진단하게 되며 노폐물이 체내에 많이 축적되어 여러 가지 문제를 일으킬 수 있습니다.

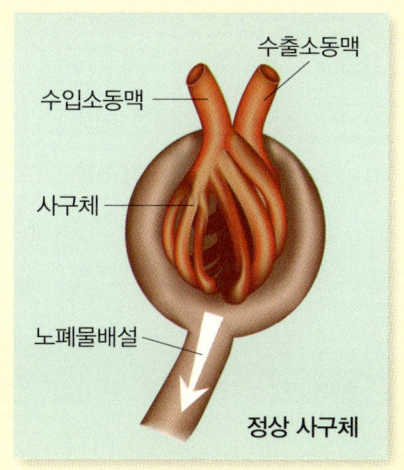

정상 사구체

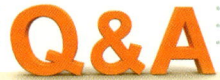

사구체여과율은 어떻게 알 수 있나요?

사구체여과율을 구하는 방법으로 주로 두 가지가 사용됩니다.

첫째, 혈액 중 크레아티닌의 농도를 구하여 알려져 있는 계산식을 통해서 사구체여과율을 계산해 내는 방법입니다. 크레아티닌이라는 물질은 근육이 분해되어 생기는 대사 산물로 근육량에 비례하여 일정하게 만들어지고, 생성된 만큼 콩팥에서 배설되는 물질입니다. 한 개인의 근육량은 쉽게 변하지 않고, 대체로 일정하므로 콩팥 기능이 정상이면, 혈청 크레이타닌의 농도가 일정하게 유지됩니다. 남자에서는 0.7~1.3 mg/dL, 여자에서는 0.6~1.1 mg/dL가 정상 범위입니다. 크레아티닌 농도가 정상 범위로 유지될 때 사구체여과율을 계산해 보면 60~120 mL/min/1.73m^2 정도로 나옵니다.

콩팥 기능이 떨어지면 혈청 크레아티닌 농도가 올라가게 되고, 사구체여과율을 계산하면 감소되어 있습니다. 대체로 혈중 크레아티닌 농도가 2배 증가하면, 사구체여과율이 50% 감소되었음을 의미합니다. 이렇게 구한 사구체여과율을 예측된 사구체여과율(estimated GFR: eGFR)이라고도 합니다. 사구체여과율을 구하는 계산식에는 혈청 크레아니틴 농도 외에도 나이, 성별, 인종이 변수로 포함되어 있어 이 4가지를 알고 있어야 구할 수 있고 근육량이 극도로 많거나, 적은 경우에는 계산식이 잘 맞지 않습니다.

둘째, 24시간 소변을 모아서 소변으로 배설되는 크레아티닌의 양과 혈중 크레아티닌 농도를 이용하여 크레아티닌 청소율을 구하는 방법입니다. 크레아티닌은 콩팥에서 사구체 여과를 통해서만 소변으로 배설되므로 크레아티닌 청소율 자체가 사구체여과율을 의미합니다. 24시간 소변을 수집해야 한다는 점에서 번거로움이 있으나, 근육량이 정상 범위를 벗어나 있거나, 사구체여과율이 유동적인 상황에서는 예측된 사구체여과율보다 대체로 더 정확합니다. 따라서 사구체여과율을 구하는 두 가지 방법은 서로 보완적으로 사용할 수 있습니다. 사구체여과율을 통하여 현재 자신의 콩팥 기능을 파악할 수 있으며, 사구체여과율의 변화 추세를 바탕으로 당뇨 콩팥병의 진행 여부를 파악하고 있는 것이 중요합니다.

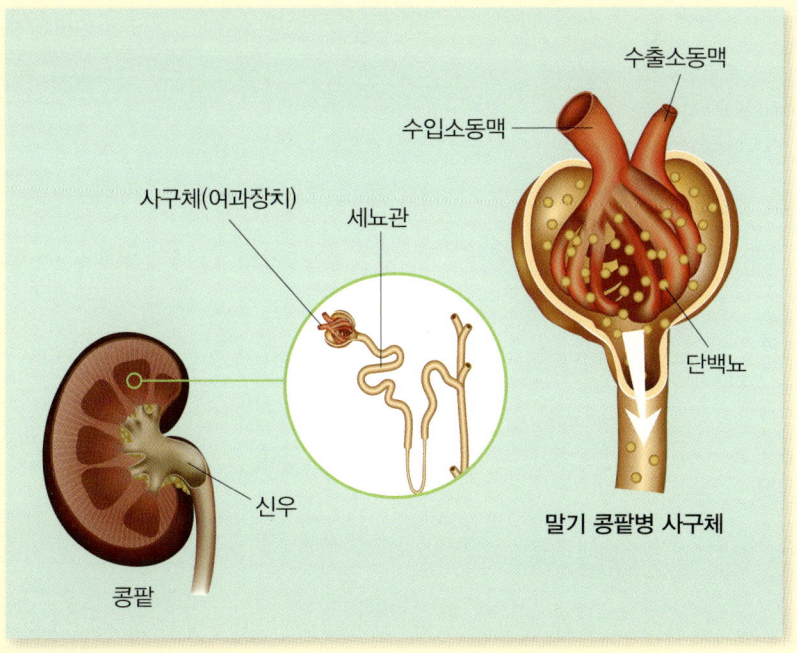

8 당뇨 콩팥병이 오면 이런 증상이 생겨요

당뇨 콩팥병의 증상은 주로 단백뇨와 사구체여과율의 감소 정도에 따라 결정됩니다. 당뇨 콩팥병은 비교적 서서히 진행되며, 이로 인한 불편감은 초기에는 전혀 느끼지 못하고, 사구체여과율이 30%로 감소되어도 증상을 느끼지 못하는 경우가 많습니다.

  콩팥병이 계속 진행되어 사구체여과율이 20~30% 이하가 되면 노폐물, 수분, 전해질이 체내에 쌓이면서 다음과 같은 증상이 생기게 되고, 단백뇨의 양이 많으면 조금 더 빨리 부종이 발생합니다.

초기 증상
- 혈압이 올라갑니다.
- 눈 주위나 얼굴, 다리가 붓습니다.

- 붉은 소변 또는 탁한 소변을 봅니다.
- 소변에 거품이 많이 생깁니다.
- 자다가 일어나서 소변을 자주 봅니다.

후기 증상
- 소변량이 줄어듭니다. • 쉽게 피로해 집니다.
- 입맛이 없고 몸무게가 줄어듭니다. • 온몸이 가렵습니다.

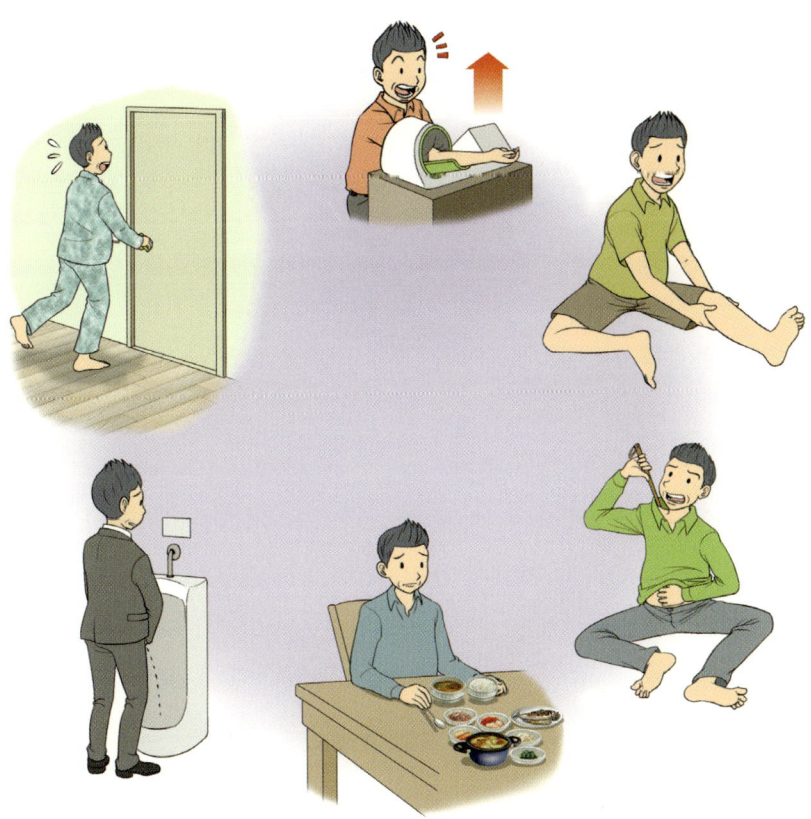

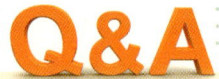

Q&A

Q 부종은 왜 생기나요?

부종은 몸이 붓는 것을 의미하며, 전신 질환으로 의한 부종은 옆 사진과 같이 손으로 눌렀을 때 바로 올라 오지 않는 현상(함요 부종)이 특징적입니다.

부종이 있다는 것은 세포외 수분의 양이 증가한 상태를 의미합니다. 세포외 수분은 우리 몸의 나트륨량에 의해 결정되는 것으로, 결국 부종은 몸에 나트륨량이 과다한 상태를 의미합니다. 당뇨 콩팥병에서 체내 나트륨량이 축적되는 원인은 크게 두 가지인데, 하나는 콩팥의 여과 기능이 감소하면서 불필요한 소금과 수분이 체내에 쌓이기 때문입니다. 또 다른 하나는 소변으로 단백질이 많이 빠져 나가고, 이로 인해 혈액 속에 단백질이 줄어들게 되어 혈관내 혈장이 혈관 밖으로 빠져 나가 조직에 수분과 나트륨이 축적되는 것 입니다.

부종은 결체 조직이 비교적 성긴 부분인 눈 주위와 얼굴에서 잘 발생하며, 일상 생활에서 주로 아래에 위치하는 디리 부분에서도 두드러지게 나타납니다.

주로 많이 걷거나 앉아 있은 뒤(주로 오후) 다리에 부종이 나타나고 아침이면 다리 부종은 빠지는 데, 얼굴이 부어 있는 경우가 많습니다.

부종이 심해지면 대체로 체중이 증가하고 신발이 잘 맞지 않거나, 양말 자국이 심하게 남을 수 있습니다. 약간의 하지 부종은 큰 문제가 없으나, 부종이 심하여 폐에도 부종이 발생하면 호흡 곤란(주로 누워 있을 때)이 생길 수 있고, 이런 경우는 신속히 전문의의 진료를 받아야 합니다.

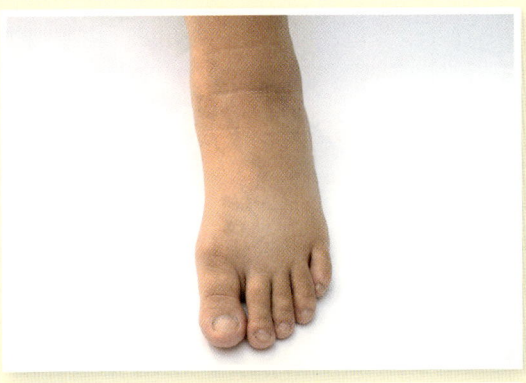

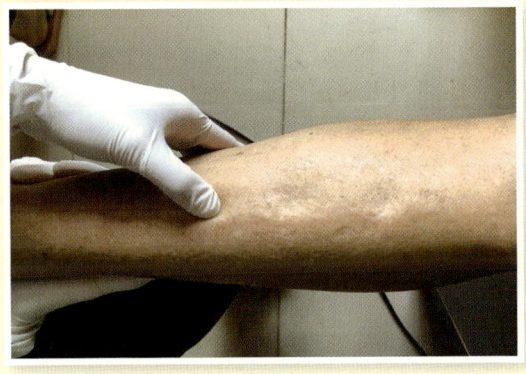

이것만은 꼭 알아둡시다!

단백뇨가 많아지거나 사구체여과율이 많이 감소하면 부종이 더 잘 생기지만 병의 상태는 비슷한데도 부종이 더 심해지는 경우가 있습니다. 염분 섭취가 많아졌거나 부종을 유발하는 약을 복용하였을 때 부종이 악화됩니다. 갑자기 부종이 심해진 경우, 최근 식사 패턴을 확인하고 새로 복용한 약이 없는 지 점검해 봅니다. 뚜렷한 원인이 없다면 전문의와 상의 합니다.

9 당뇨 콩팥병의 진행 경과

당뇨 콩팥병은 한 번 발생하면 서서히 진행하는 것이 특징인 병입니다. 대체로 단백뇨가 먼저 생기고, 콩팥 기능(사구체여과율)이 서서히 감소하는데, 사구체여과율의 감소 속도는 단백뇨의 양에 의해 주로 결정됩니다. 즉 단백뇨가 많으면 사구체여과율이 빠르게 감소하고, 단백뇨가 적으면 사구체여과율이 비교적 안정적으로 유지됩니다. 한 개인에서 사구체여과율의 감소 속도는 대체로 일정하지만, 고혈당, 고혈압이 악화되면서 단백뇨가 증가하게 되면 질병의 진행이 빨라지게 됩니다. 또한 당뇨 콩팥병의 경과 중에 급성 콩팥손상이 합병되면 질병의 진행 속도가 더욱 빨라집니다.

결국 당뇨 콩팥병은 예방이 최선이라 할 수 있습니다. 안타깝게도 병이 발생하였다면, 콩팥 기능을 최대한 보존하기 위해, 단백뇨를 줄일 수 있는 약물요법와 생활요법을 해야 하며 동시에 급성 콩팥손상이 생기지 않도록 하는 주의하는 것이 매우 중요합니다.

콩팥병 진행 단계는?

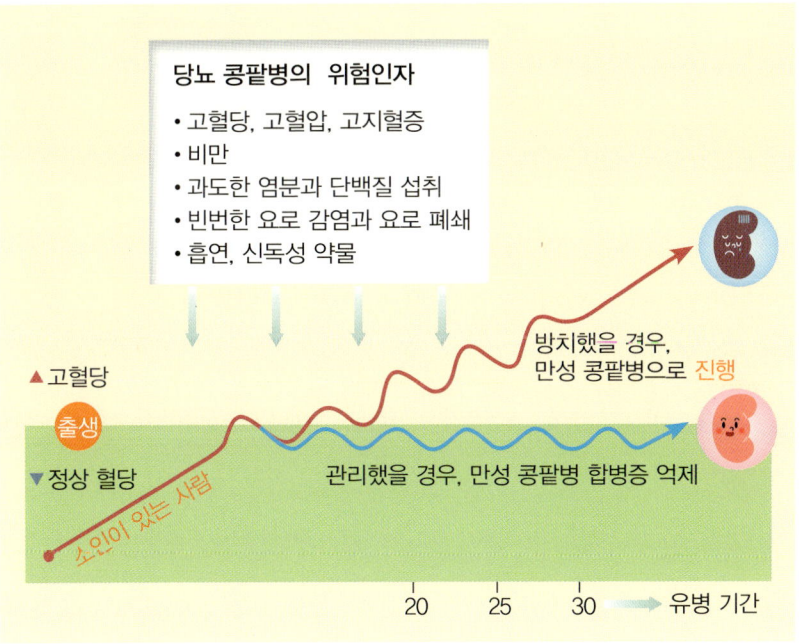

당뇨 콩팥병은 혈당, 혈압, 콜레스테롤을 철저하게 관리하고, 조절 가능한 위험인자를 개선하면 진행을 지연시킬 수 있습니다. 그러나 방치하면 만성 콩팥병으로 더 빨리 진행하게 됩니다. '지금 이순간'부터 당뇨병 관리의 새로운 전환점을 만들어 보세요.

10 당뇨 콩팥병, 나는 지금 어디쯤 와 있을까?

만성 콩팥병은 다음과 같은 5단계의 진행 과정을 거치면서 악화됩니다. 당뇨병의 유병 기간에 따른 콩팥병의 진행 단계는 개인별로 차이가 많아 일괄되게 적용될 수는 없습니다. 당뇨병이 오래 되어도 콩팥 합병증이 발생하지 않는 경우도 있고, 당뇨 진단 시에 콩팥 합병증이 같이 있는 경우도 많이 있습니다. 일반적으로 단백뇨의 양이 많을수록 콩팥병의 단계가 더 빠르게 진행하게 됩니다.

1단계 사구체여과율이 정상이면서 소량의 단백뇨가 있는 상태를 의미합니다. 일부에서는 고혈당으로 인해 콩팥으로 가는 혈액의 양이 많아지면서 사구체여과율이 오히려 증가하며 단백뇨가 발생하지 않을 수도 있습니다. 주관적인 증상은 없으며 요소 및 크레아티닌 수치도 정상입니다. 소변에서 알부민을 측정해

보아야 진단할 수 있습니다.

2단계 단백뇨가 지속되면서 사구체여과율이 아주 약간 감소한 상태입니다. 요소 및 크레아티닌 수치는 거의 정상이며, 혈압이 다소 상승할 수 있습니다. 주관적인 증상은 거의 없지만 이때부터 식사 및 운동요법을 통해 혈당과 혈압을 철저히 조절해야만 심각한 말기 콩팥병을 예방 및 지연 시킬 수 있습니다. 또한 이 시기부터는 당뇨병성 망막증이 동반되기 쉬우므로 시력에 이상이 없더라도 정기적인 안과 검진이 필요합니다.

3단계 사구체여과율이 유의하게 감소한 상태이며 단백뇨의 양도 대체로 더 많아지지만 일부에서는 단백뇨가 없는 경우도 있습니다. 혈중 요소질소와 혈청 크레아티닌 수치도 약간 상승합니다. 혈압이 더욱 상승하고, 빈혈이 동반될 수 있습니다. 급성 콩팥손상에 취약하게 되므로 약제 사용에 각별한 주의가 필요해 지며, 각종 심혈관계 질환의 발생이 증가하기 시작합니다.

4단계 사구체여과율이 15~29 mL/min/1.73m^2로 감소되고, 혈중 요소질소와 혈청 크레아티닌 수치도 더욱 상승합니다. 혈압이 더욱 상승하고 빈혈이 더 흔히 동반되며, 피로감이나 가려움증이 나타날 수 있습니다. 혈중 요산, 칼륨 수치가 대체로 증가하며,

저칼슘혈증, 고인산혈증, 부갑상선호르몬의 상승 등이 발생할 수 있습니다. 3단계에서 발생하는 모든 문제들이 더욱 심하게 나타납니다. 투약하는 약제의 개수가 많아 지고, 여러 가지 식이요법이 필요해집니다. 투석 및 콩팥 이식을 위한 준비가 필요합니다.

5단계 말기 콩팥병으로 사구체여과율이 15 mL/min/1.73m^2 미만으로 감소되고, 혈중 요소질소가 뚜렷이 상승하며, 혈청 크레아티닌 수치도 5 mg/dL 이상으로 상승합니다. 수면장애, 호흡 곤란, 가려움증, 구토 등이 나타나 정상적인 활동을 하기가 어렵습니다. 투석이나 콩팥 이식이 반드시 필요합니다.

나의 콩팥병 진행 단계는?

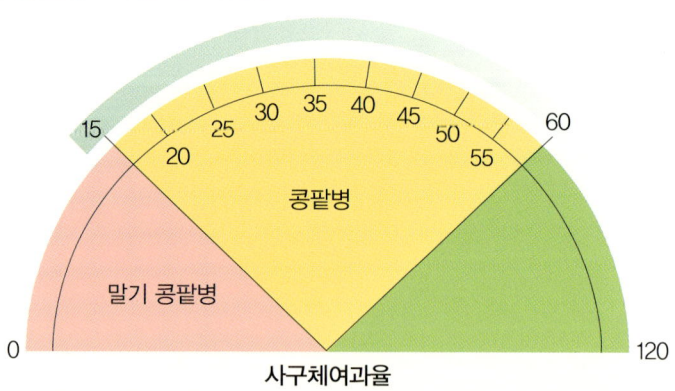

- 나의 사구체여과율은? _____ mL/min/1.73m^2
- 나의 현재 콩팥병 진행 단계는? _____ 단계

콩팥병의 진행 단계

단계 (GFR)	사구체여과율 (mL/min/1.73m^2)	당뇨병의 유병 기간	증상
1단계	90 이상 사구체여과율 증가 또는 정상	당뇨병 진단 당시	거의 없음
2단계	60~89 경도의 사구체여과율 감소	당뇨병 진단 후 첫 5년 이내	거의 없음
3단계	30~59 중등도 사구체여과율 감소	진단 후 15년	혈압상승, 빈혈
4단계	15~29 심한 사구체여과율 감소	진단 후 15~25년	혈압상승, 빈혈, 골대사의 변화, 피곤함, 가려움
5단계	15 미만 말기 콩팥병	진단 후 25~30년	4단계 증상 외 식욕부진, 구토 호흡곤란 가능

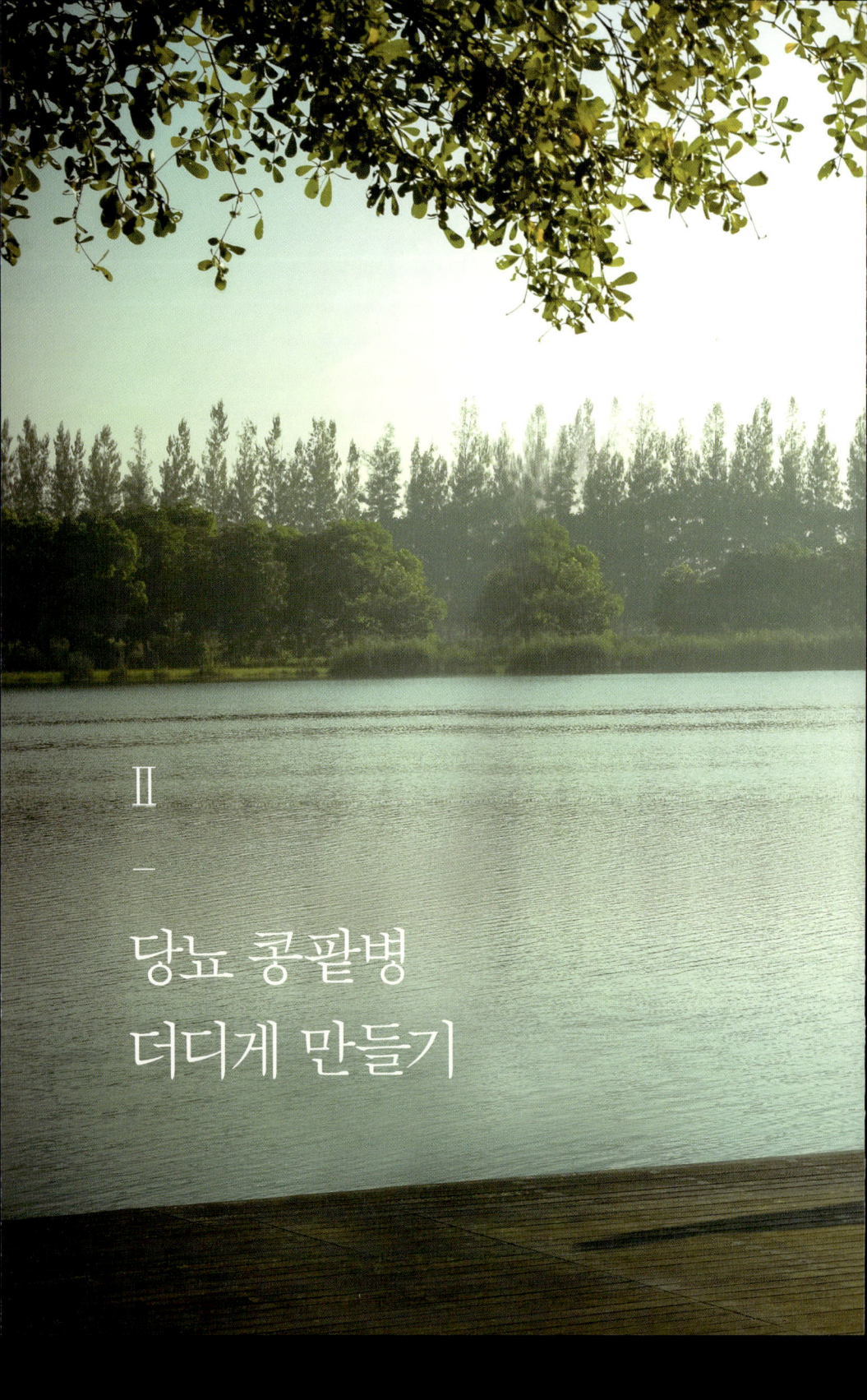

II

당뇨 콩팥병 더디게 만들기

당뇨 콩팥병은 완치될 수는 없지만 치료를 통해 악화를 예방하고, 좀 더 건강한 삶을 살 수 있습니다. 당뇨 콩팥병은 지속적인 식사, 운동, 체중 관리 및 약물 치료를 포함한 통합적인 치료와 혈당과 혈압, 단백뇨, 콜레스테롤을 잘 조정하는 것이 필요합니다. 구체적으로 어떻게 해야 하는 지 하나씩 살펴 보도록 하겠습니다.

1. 콩팥병의 복병 – 단백뇨 줄이기
2. 혈압을 낮추면 콩팥이 덜 힘들어요
3. 여전히 기본은 혈당조절
4. 동맥 경화증의 최대의 적, 콜레스테롤
5. 콩팥으로 가는 부담 줄이기–적절한 체중 유지
6. 내가 먹는 약들, 모두 콩팥으로 모여요
7. 콩팥에게도 나쁜 친구, 흡연
8. 빈혈, 전해질 불균형 관리
9. 당뇨 콩팥병에 동반될 수 있는 심혈관계 질환 예방
10. 예방 접종은 선택이 아닌 필수

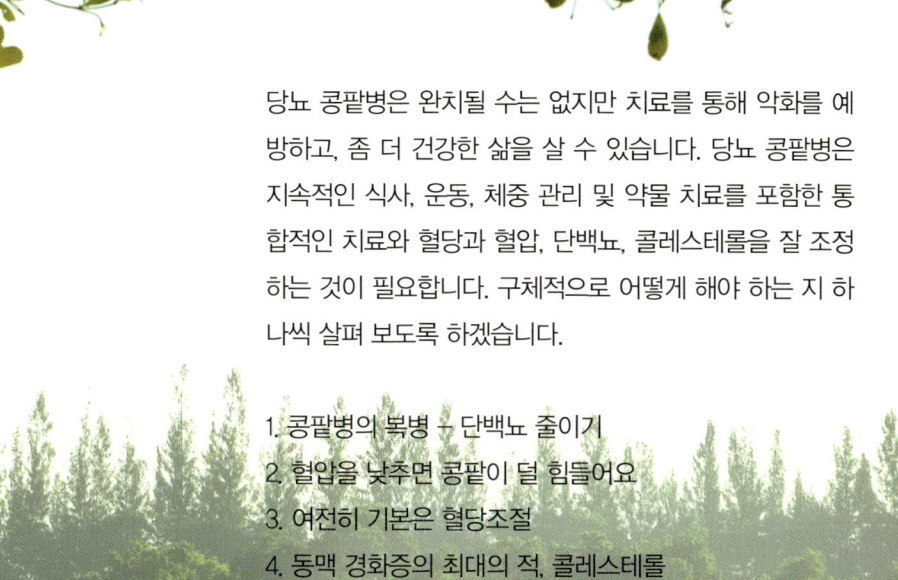

당뇨 콩팥병 치료 목표는?

콩팥 상태에 따른 적절한 치료를 받지 않고 콩팥병을 방치할 경우, 심혈관질환(관상동맥, 뇌동맥, 하지 말초혈관)의 발생이 늘어나고 말초혈관질환으로 인한 사지 절단의 위험도도 증가하게 됩니다. 또한 콩팥 기능의 악화가 더 빨리 진행되면서 투석이나 콩팥 이식이 필요한 말기 콩팥병으로 진행하게 됩니다. 그러므로 당뇨 콩팥병의 치료 목표를 알고 관리 방법을 실천하는 것이 필요합니다.

당뇨 콩팥병의 치료 목표

- 단백뇨를 줄이고 혈당을 조절하여 콩팥 기능을 보존합니다.
- 콩팥 기능 저하로 인한 빈혈과 골 대사 이상, 전해질 이상, 고혈압을 치료합니다.
- 사구체여과율의 감소 정도를 정기적으로 확인하여 적절한 시기에 투석 또는 이식을 준비합니다.

콩팥병의 복병- 단백뇨 줄이기 **1**

 소변으로 나오는 단백질 중 대부분을 차지하는 알부민뇨는 당뇨병성 콩팥손상의 진단과 예후를 나타내는 가장 표준화된 지표로 사용되며, 또한 '심혈관질환의 위험도'를 나타내는 지표입니다.

 이를 이용하여 대상 환자군을 조기에 선별하면 당뇨병성 만성 콩팥병과 심혈관계 합병증의 진행을 늦출 수 있습니다. 당뇨 콩팥병의 진행 속도 즉 사구체여과율의 감소 속도를 결정하는 가장 중요한 것이 단백뇨의 양입니다. 따라서 단백뇨의 양을 줄이는 것이 콩팥 보존에 가장 중요하다고 할 수 있습니다.

 단백뇨를 감소시키기 위해서는 식사 요법과 함께 약물 치료도 병행해야 하며 가장 효과적인 약제로는 안지오텐신 전환효소 저해제(ACE 억제제)와 안지오텐신 II 수용체 차단제가 있습니다.

안지오텐신 전환효소 저해제(ACE 억제제)

콩팥에서 혈압을 올리는 레닌이라는 호르몬이 만들어지고 레닌으로 인하여 안지오텐신이라는 강력한 혈관 수축 호르몬이 생산됩니다. ACE 억제제는 안지오텐신의 생성은 억제하는 반면, 혈관확장물질의 활성은 지속시켜 혈관을 확장시키고 체액을 감소시켜 전신적인 혈압강하 효과를 보입니다. 또한 콩팥에 직접 작용하여 사구체 모세혈관압 감소, 사구체여과율 증가, 단백뇨 감소 등의 콩팥 보호 기능을 나타내 콩팥 합병증의 발생과 진행을 늦춰 줍니다. 그리고 대사성 부작용이 없고 인슐린 감수성을 증가시켜 인슐린이 일을 잘하도록 도와주므로 당뇨 환자에게 여러모로 도움이 되는 약물입니다.

종류

캅토프릴(카프릴), 에날라프릴(에나프릴), 포시노프릴(모노프릴), 라미프릴(트리테이스) 등

부작용

마른기침이 나타날 수도 있으므로 약을 복용한 후 기침이 심하게 나는 경우에는 반드시 주치의에게 문의하도록 합니다. 드물게 두통, 설사, 발진, 고칼륨혈증 등이 나타납니다.

🟢 안지오텐신 Ⅱ 수용체 차단제

안지오텐신 Ⅱ 수용체 차단제는 혈관수축물질인 안지오텐신 Ⅱ의 활성을 차단하여 혈압을 감소시킵니다. 이 계열의 약물들도 ACE 억제제에서 언급한 콩팥 보호 기능과 인슐린 감수성 증가 효과가 있고 대사성 부작용이 없습니다. 단독요법으로도 사용하지만 다른 약물과 병용하는 경우도 많습니다.

종류

로살탄(코자), 이르베살탄(아프로벨), 칸데살탄(아타칸), 발살탄(디오반) 등

부작용

ACE 억제제보다는 덜하지만 마른기침이 부작용으로 나타날 수 있습니다. 그러나 부작용이 매우 드물기 때문에 ACE 억제제를 복용했을 때 부작용이 나타났던 환자들에게 대체약으로 투여하기도 합니다. 두통, 피로감, 설사, 고칼륨혈증 등의 부작용이 드물게 나타납니다.

상기의 두 가지 약제는 모두 고혈압약에 속합니다. 그래서 가끔 "고혈압도 없는데 갑자기 혈압약을 왜 씁니까?"라고 문의하는 분도 계십니다. 당뇨 콩팥병 환자에서는 혈압이 정상이더라

도 단백뇨가 있는 경우, 상기 약의 복용이 도움이 될 수 있습니다. 그러나 이러한 약제만으로 단백뇨가 충분히 줄어들지 않을 수도 있습니다. 이 때 도움이 되는 생활요법이 저염식이입니다. 하루 염분 섭취를 5g 이하로 낮추면 30% 정도의 단백뇨를 감소시킬 수 있습니다.

그러나 안타깝게도 상기 약제를 충분히 사용하고 저염식이를 잘 지키더라도 단백뇨가 지속되는 경우가 있습니다. 하지만 단백뇨를 줄일 수 있는 새로운 약제를 개발하기 위한 많은 연구가 진행 중이므로 앞으로 더 좋은 치료법이 나올 것으로 기대하고 있습니다.

이것만은 꼭 알아둡시다!

당뇨 콩팥병의 진행을 막기 위해 단백뇨의 조절이 아주 중요하므로 저염식이 및 적절한 고혈압 약제의 복용(혈압이 정상이라 하더라도)이 절대적으로 필요합니다.

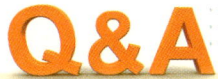

Q 단백질 섭취를 줄이면 단백뇨가 줄어드나요?

고단백식이를 할 경우 사구체에서 여과해야 하는 단백질의 양이 늘어남과 동시에 세뇨관에서 몸으로 흡수시켜야 하는 단백질을 흡수시키지 못하므로 단백뇨가 더 늘어나게 됩니다. 늘어난 단백뇨는 콩팥 기능의 감소를 가속화시키기 때문에 저단백식이가 권고됩니다. 그러나 일부 학자들은 단백질 섭취를 줄이는 것에 대해서 회의적인데, 그 이유는 노력하는 것에 비해 효과가 적으며 지나친 저단백식이가 영양 결핍을 유발할 수 있기 때문입니다. 종합적으로 단백뇨가 있는 당뇨 콩팥병 환자들은 반드시 전문 영양사의 교육을 통해 본인에게 알맞은 양의 단백질을 섭취해야 합니다.

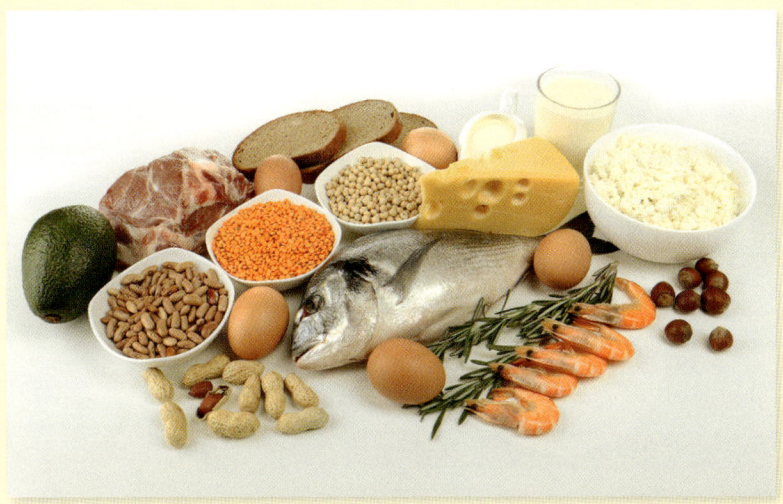

2 혈압을 낮추면 콩팥이 덜 힘들어요

콩팥은 심장에서 뿜어 나온 혈액의 20~30%가 도달하는 혈류량이 매우 높은 장기입니다. 고혈압은 혈관 내의 압력을 증가시키므로 적절히 치료하지 않으면 뇌출혈, 뇌경색, 심장질환, 망막질환, 말초혈관질환 등 여러 합병증을 유발하고 특히 만성 콩팥병을 유발하여 말기 콩팥병에 이르게 할 수도 있습니다. 제2형 당뇨병 환자에서 고혈압은 단백뇨의 발생 이전 단계에서 48%, 미세알부민뇨 단계에서 68%, 단백뇨 시기에는 85%가 발병할 정도로 흔하게 나타납니다.

고혈압만으로도 콩팥병이 발생할 수 있지만, 당뇨병 환자에게 고혈압이 있거나 고혈압 가족력이 있을 때는 콩팥 합병증의 가능성이 더욱 높아집니다. 또한 당뇨 콩팥병이 있는 환자가 혈압조절을 못하면 말기 콩팥 합병증으로 진행이 더 빨라집니다. 연구에 의하면 '엄격한 혈압조절'은 모든 심혈관계 혹은 미세혈관 합병증의 위험을 24~56%정도 감소시킨 것으로 보고되었습니다. 철저한 혈압조절은 소변으로 배출되는 단백뇨의 양을 줄이고 사구체여과율의 저하 속도를 지연시키므로 콩팥 합병증 관리에 있어 매우 중요합니다.

혈압조절의 목표

당뇨 콩팥병의 진행을 막거나 감소시키기 위한 혈압조절의 목표는 다음과 같습니다. 그러나 나이, 동반 질환에 따라 목표 수치는 개인별로 달라질 수 있습니다.

구 분	목 표
단백뇨가 나오지 않는 경우	140/90 mmHg 미만
단백뇨가 나오는 경우	130/80 mmHg 미만

혈압을 조절하고 콩팥 기능을 보존하기 위해서는 단순히 염분 섭취의 제한뿐만 아니라 안지오텐신 전환 효소 억제(ACE 억제제)와 안지오텐신수용체 차단체(ARB)와 같은 혈압 강하제 복용이 필요할 수 있습니다. 이 약들은 정상 혈압을 유지시키며, 콩팥병의 진행을 늦추고, 단백뇨 감소 및 심혈관계 합병증 위험을 감소시키는 역할을 합니다. 처방 받은 약을 거르지 말고 꾸준히 복용하고 수시로 혈압을 측정하는 것이 중요합니다. 그 외 만성 콩팥병 환자에서 흔히 사용되는 혈압약제로 칼슘통로

차단제와 이뇨제가 있습니다.

🟠 칼슘통로차단제

칼륨통로차단제는 혈관의 근육세포에서 혈관을 수축시키는 역할을 하는 칼슘이 세포로 들어가는 것을 차단하여 혈관을 확장시킵니다. 칼슘차단제 역시 콩팥 보호 기능이 있어 콩팥질환으로 인한 고혈압에 단독 및 ACE 억제제나 ARB 이뇨제 등과 병용하여 사용됩니다. 혈관 확장 작용으로 장기 혈류가 증가해서 뇌, 심장, 콩팥 등 중요한 장기의 혈류를 유지시켜주므로 허혈성 심질환, 콩팥 기능 저하, 뇌혈관 장애 등 각종 장기의 합병증을 동반한 환자와 고령자에게 적합합니다. 당, 지질, 전해질대사에 나쁜 영향을 주지 않으므로 ACE 저해제나 ARB 다음으로 칼슘통로차단제가 많이 쓰입니다.

 스프렌딜 정이나 아달라트 오로스 정은 서방형 제제로 약물이 천천히 작용 시간내에 지속적으로 방출되어 약효를 유지시켜주는 약물입니다. 씹어 먹거나 부수어 복용하게 되면 과다한 약물이 한꺼번에 방출되어 약효가 급격히 상승할 수 있습니다. 이로 인해 부작용이 나타날 수 있으므로 알약 그대로 복용해야 합니다. 아달라트 오로스 정은 때로 변에 약물 껍질이 나오는 경우가 있는데, 약물은 방출되고 껍질만 나오는 것이므로 걱정하지 않으셔도 됩니다

종류

암로디핀(노바스크), 니페디핀(아달라트, 아달라트 오로스), 펠로디핀(스프렌딜)

부작용

하지부종, 두통, 구토, 소화불량, 안면홍조, 변비 등

🗒 이뇨제

요량을 증가시켜 혈압을 낮춥니다. 인슐린 저항성, 저칼륨혈증, 혈청기질이 상승, 지질대사 장애 등 대사성 부작용이 나타날 수 있으나 임상적으로 주로 사용하는 용량을 복용하는 경우에는 큰 문제가 없는 것으로 여겨집니다.

종류

라식스, 알닥톤, 다이크로짓(혈압약과의 복합제제의 경우 ㅇㅇㅇ 플러스 라고 적힌 약제의 경우 다이크로짓이 포함되어 있습니다.)

부작용

전해질 이상, 급성 신손상(이뇨 작용이 큰 경우), 허약감, 근육경련, 식욕부진, 발진 등

고혈압 위험인자 점검표

다음은 고혈압을 악화시키는 위험인자입니다. 고혈압 위험인자를 개선하고 예방 수칙을 실천하면 고혈압을 예방 및 치료할 수 있습니다.

조절할 수 없는 위험인자

- ☑ 연령: 남자(55세 이상), 여자(65세 이상)
- ☑ 유전적인 요인: 고혈압, 뇌졸중, 심장마비, 급/만성 콩팥병의 가족력이 있는 경우

조절할 수 있는 위험인자

- ☑ 고혈당
- ☑ 고지혈증
- ☑ 과체중
- ☑ 흡연
- ☑ 스트레스
- ☑ 과도한 염분 섭취
- ☑ 운동 부족
- ☑ 경구피임약을 복용하는 여성

고혈압조절을 위한 생활 수칙

1. 음식을 싱겁게 먹습니다.

    하루 약 10.5g의 나트륨을 섭취한 사람이 나트륨 섭취량을 반으로 줄이면 수축기 혈압이 평균 4~6 mmHg 감소될 수 있습니다.

2. 정상 체중을 유지합니다.

    복부 비만은 고혈압, 고지혈증, 당뇨병과 관동맥질환의 사망률과 매우 밀접한 관계가 있습니다. 비만인 경우 체중을 10kg정도 줄이면 혈압을 5~20 mmHg 감소시킬 수 있습니다.

3. 매일 30분 이상 적절한 운동을 합니다.

    30분 이상의 유산소 운동을 하면 혈압이 5~10 mmHg 낮아집니다. 또한 심폐 기능이 개선되고, 체중이 감소하며, 동맥경화를 개선시키는 좋은(HDL) 콜레스테롤을 증가시키고 불안과 우울을 줄여주는 효과가 있습니다.

4. 담배는 끊고, 술은 절제합니다.

    흡연은 심혈관질환의 가장 강력한 위험인자이므로 당뇨 환자들에게 금연은 아무리 강조해도 지나치지 않습니다. 흡연이 인체에 미치는 해는 다양하지만 혈압도 상승시키므로 금연으로 고혈압조절에 도움을 받을 수 있습니다. 또한 과도한 알코올 섭취는 혈압을 상승시키며 혈압강하제에 대한 저항성을 높이므로 지나친 알코올 섭취를 피해야 합니다.

5. 포화지방산과 지방질 섭취를 줄이고 야채를 섭취합니다.
6. 스트레스를 피하고 평온한 마음을 유지합니다.
7. 정기적으로 혈압 측정을 하고 의사의 진찰을 받습니다.
8. 혈압을 올릴 수 있는 약제를 피합니다.(카페인, 발모제, 소염진통제, 식욕억제제, 뇌신경 각성제, 항우울증제, 한약제 중 일부)

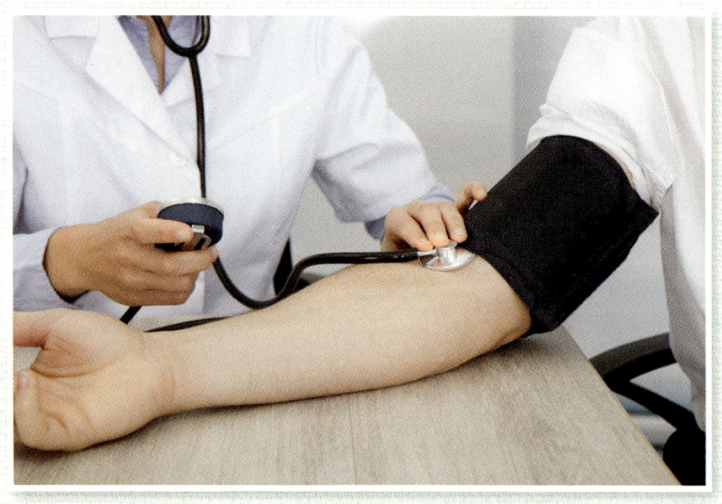

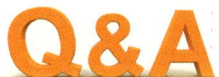

Q & A

Q. 혈압이 잘 조절되다가 최근 혈압이 잘 조절되지 않습니다. 어떤 이유가 있을까요?

최근 수개월 이내의 갑작스런 체중 증가나 수면 부족, 과도한 스트레스 상태, 운동량 감소, 짜게 먹거나, 커피 또는 각성을 위한 카페인 함유 음료나 알코올 등의 과도한 섭취, 혈압약을 올리는 약제를 복용하지는 않았는지 점검해 볼 필요가 있습니다. 원인이 없다면 전문의 진료를 통해 콩팥질환의 악화 혹은 다른 질환의 발생 가능성을 평가해야 합니다.

Q. 혈압은 낮으면 낮을수록 좋은 것인가요?

그렇지 않습니다. 정상 혈압의 기준이 120/80 mmHg일 때 혈압이 90/60 mmHg 이하일 경우 저혈압이라고 합니다. 선천적으로 혈압이 낮은 경우는 아무 문제가 없지만, 혈압약제를 복용하면서 과도하게 혈압이 낮아지면 무기력과 피로감, 어지러움, 발한, 심장 두근거림 등이 발생합니다. 또한 내부 장기 혈액 순환이 유지되지 않아 허혈 증상의 지속 시 콩팥질환을 악화 시킬 수 있으므로 혈압조절 시에는 목표 혈압에 근접하게 조절하는 것이 안전한 방법입니다. 혈압이 낮게 조절될 경우 가장 흔히 발생하는 것이 기립성 어지러움입니다. 따라서 앉아 있거나 누워 있다가 갑자기 일어날 때 현기증이 지속적으로 나타나면, 혈압약 감량에 대해 전문의와 상의하실 것을 권합니다.

3 여전히 기본은 혈당조절

당뇨 콩팥병의 발생률을 낮추고, 진행을 억제하기 위해서는 혈당조절을 잘해야 합니다. 대규모의 연구에서 제1형과 제2형 당뇨병 모두 혈당조절을 잘 하였을 때 콩팥 합병증의 위험이 35~56% 감소된다는 것이 나타났습니다. 또한 당화혈색소 6.5% 이하, 공복 혈당 120 mg/dL 이하 및 식사 후 최고 혈당치가 180 mg/dL 이하인 환자에서는 망막 합병증과 콩팥 합병증의 진행도 늦출 수 있습니다.

  엄격한 혈당조절이 무엇보다 중요하지만, 저혈당의 빈번한 발생은 합병증을 더욱 악화시킬 수 있으므로 기대 수명이 많이 남지 않은 초고령(80세 이상)이거나 저혈당이 자주 발생하며 여러 동반 질환이 있는 경우에는 의료진과 상의하여 혈당조절 목표를 조금 완화된 기준으로 개별화하도록 합니다.

혈당조절의 목표는?

구 분	목 표
식전 혈당	80~130 mg/dL
식후 2시간	180 mg/dL 미만
취침 전 혈당	100~140 mg/dL
당화혈색소	6.5% 미만

🔖 만성 콩팥병이 있는 경우 혈당조절 약제의 주의점

경구용 혈당강하제는 여러 가지 종류들이 있고 콩팥 기능에 따라 주의해야 할 부분들이 있으므로 진료 시 주치의와 상담을 통해 약물 치료를 결정하는 것이 바람직합니다. 처방약의 이름과 함께 용량 및 하루에 몇 번 복용해야 하는지, 어떤 역할을 하는지, 주의해야 할 점은 없는지 및 투여를 시작한 날짜를 따로 기록하여 보관하는 것이 도움이 됩니다.

1주 단위의 아침/점심/저녁으로 칸이 나누어진 약물 보관통을 사용하면 복용해야 할 약이 많아져도 빠트리지 않고 먹을 수 있습니다.

🔖 설폰요소제

대부분의 설폰요소제는 소변으로 배설되어 콩팥 기능이 저하되었을 때 몸 안에 남아 있는 시간이 길어지므로, 저혈당의 위험이 높아 주의가 필요합니다. 설폰요소제 중 간으로 배설되는 글리퀴돈(상품명: 글루레노름), 글리피자이드(상품명: 글리코, 다이그린), 글리클라자이드(상품명: 디아미크론)는 콩팥 기능에 이상이 있는 경우에도 작용 시간이 길어지지 않으므로 안전하게 사용할 수 있습니다.

🟠 메글리티나이드계

레파글리나이드(상품명: 노보놈)는 주로 90%는 대변으로 배설되며 10% 미만이 소변으로 배설됩니다. 콩팥 기능이 떨어진 경우 약물용량의 조절없이 사용 가능합니다. 반면 나테글리나이드(상품명: 파스틱) 경우는 저혈당 위험이 증가할 수 있으므로 중증의 콩팥 기능저하 환자(사구체여과율 30 mL/min 미만)에서 세심한 주의가 필요합니다.

🟠 메트폴민(상품명: 다이아벡스 등)

사구체여과율이 45 mL/min 이하로 감소하면, 대사성 산증의 위험이 있으므로 용량을 감량하는 것이 좋습니다. 30 mL/min 미만인 경우는 반드시 중단해야 합니다.

🟠 알파글루코시데이즈억제제(상품명: 베이슨 등)

혈중 크레아티닌이 2 mg/dL을 넘으면 사용하지 말 것을 권고

하고 있습니다.

💊 티아졸리딘디온계(상품명: 액토스, 피오글리타존 등)

일부 연구에 따르면 혈액투석 및 복막투석 환자에서 티아졸리딘디온 계열 약제는 체액 저류의 부작용이 있을 수 있으므로 만성 콩팥병 환자는 조심해서 사용합니다.

💊 디피피포(DPP-4)억제제

이 계열의 약제는 저혈당의 빈도가 적기 때문에 저혈당에 취약한 콩팥병 환자에게 비교적 안전하게 사용할 수 있는 약제입니다. 다수의 약제가 개발되어 있는데, 그 중 시타글립틴(상품명: 자누비아)과 빌다글립틴(상품명: 가브스)은 주로 콩팥으로 배설되므로 콩팥 기능저하에 따른 용량 조절이 필요합니다. 반면에 리나글립틴(상품명: 트라젠타)과 제미글립틴(상품명: 제미글로정)은 콩팥 기능이 떨어진 환자도 용량 조절 필요없이 안전하게 사용할 수 있습니다.

💊 인크레틴 유사체(GLP-1유사체)

엑세나티드(상품명: 바이에타)는 사구체여과율이 감소하면 배설반감기와 혈중 약제 농도가 증가합니다. 사구체여과율이 30~50 mL/min인 경우는 약물용량을 절반으로 줄이고, 30 mL/min

미만인 경우는 약제를 사용하지 않는 것이 권장됩니다.

💊 나트륨-포도당 수송체-2 억제제(SGLT-2 억제제)

비교적 최근에 개발된 약제로 사구체여과율이 30 mL/min 미만에서 아직 사용해 본 경험이 많지 않으나, 사구체여과율이 그 이상으로 보존되어 있는 경우에는 사용할 수 있습니다. 특히 최근의 연구 결과에서 이 계열의 약제가 혈당 조절 효과 뿐 아니라, 혈압조절, 체중 감소 및 단백뇨 감소 효과가 확인되어 당뇨 콩팥병 환자에서 더 많은 도움을 받을 수 있는 약제로 기대되고 있습니다.

💊 콩팥 기능이 나빠진 경우 인슐린 치료의 주의점

콩팥 기능의 저하는 인슐린 치료에 두 가지 기전으로 영향을 주므로 인슐린 치료를 하고 있는 경우에는 혈당을 자주 측정하여 인슐린 용량을 조절하는 것이 필요합니다.

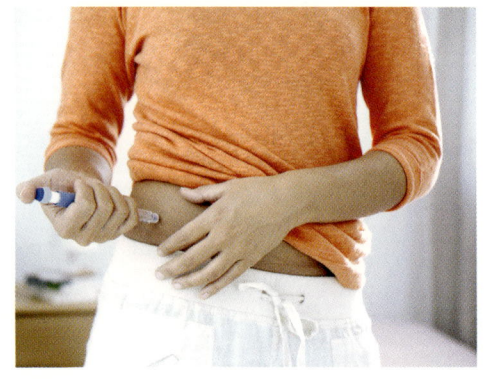

인슐린 저항성의 증가

콩팥 기능이 저하되어 사구체여과율이 50 mL/min 미만으로 감소할 경우, 투석 전단계 환자는 인슐린 저항성이 60%까지 증가합니다. 투석을 하면 인슐린 저항성이 개선되는 것으로 알려져 있습니다.

인슐린 청소율의 감소

콩팥 기능이 저하될수록 콩팥에 의해 체내의 인슐린이 제거되는 속도라 할 수 있는 인슐린 청소율이 감소하게 됩니다. 특히 사구체여과율이 20 mL/min 미만으로 심한 콩팥 기능저하가 있는 경우 이러한 현상이 두드러지게 나타납니다. 또한 콩팥 기능이 심하게 저하된 경우 인슐린을 사용하는 간, 근육 등의 장기에서도 인슐린의 대사가 저하됩니다. 이는 투여된 인슐린이 콩팥 기능이 정상인 경우에 비해 체내에서 보다 오랫동안 작용하게 됨을 의미하며, 실제로 당뇨 콩팥병 발생 후 신대체요법(혈액투석이나 복막투석 혹은 이식 수술)을 요하는 시기(사구체여과율 10 mL/min 미만)까지 인슐린 요구량의 감소는 제1형 당뇨병에서는 40%, 제2형 당뇨병에서는 50%에 이르는 것으로 알려져 있습니다. 따라서 사구체여과율에 따라 담당의와 상의하여 인슐린 투여양을 조절하는 것이 필요합니다.

4 동맥 경화증의 최대의 적, 콜레스테롤

고지혈증이란 혈액 속의 콜레스테롤과 중성지방이 비정상적으로 증가된 상태를 말하며, 동맥 내벽이 두꺼워져서 내경이 좁아지는 상태인 동맥경화의 주요 원인이 됩니다.

당뇨병 환자가 고지혈증이 동반되면 협심증, 심근경색, 뇌경색, 콩팥 합병증의 발생 위험이 증가하고, 콩팥 합병증이 더욱 빠르게 악화될 수 있습니다. 따라서 콜레스테롤을 목표 범위 내로 잘 조절하는 것이 중요합니다.

콜레스테롤은 간에서 만들어지는 지질(기름)로 우리 몸의 세포막을 구성하고 호르몬을 만드는 기초 원료가 됩니다. 콜레스테롤은 총콜레스테롤, 중성지방, 나쁜(LDL) 콜레스테롤, 좋은(HDL) 콜레스테롤로 분류할 수 있습니다. 나쁜 콜레스테롤과 중성지방은 혈관을 좁아지고 막히게 할 수 있으므로 낮추어야 하고, 좋은 콜레스테롤은 혈관의 청소부 역할을 하므로 높을수록 좋습니다.

심혈관질환이 있거나 심혈관계 위험인자(예: 흡연, 고혈압, 가족 중에 심혈관질환으로 사망)를 가지고 있다면 나쁜(LDL) 콜레스테롤을 70 mg/dL 미만으로 조절합니다.

콜레스테롤 조절의 목표

구 분	목 표
총콜레스테롤	180 mg/dL 미만
중성지방	150 mg/dL 미만
나쁜(LDL)콜레스테롤	100 mg/dL 미만
좋은(HDL)콜레스테롤	남: 40 mg/dL 이상 여: 50 mg/dL 이상

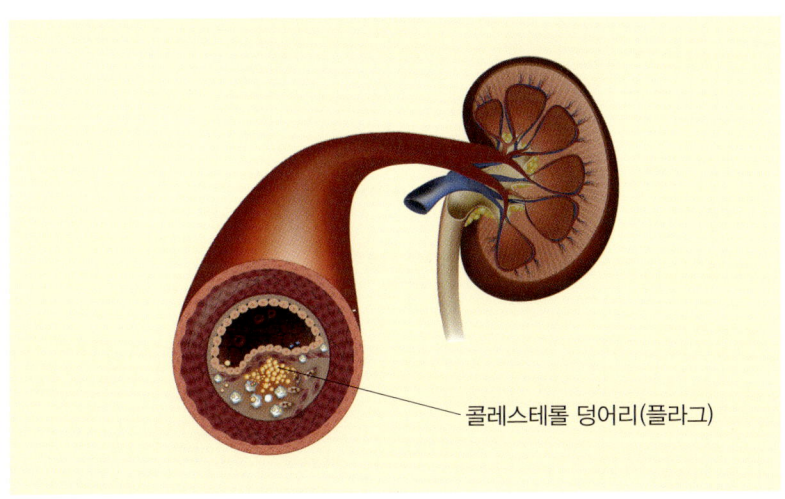

콜레스테롤 덩어리(플라그)

콜레스테롤의 생성

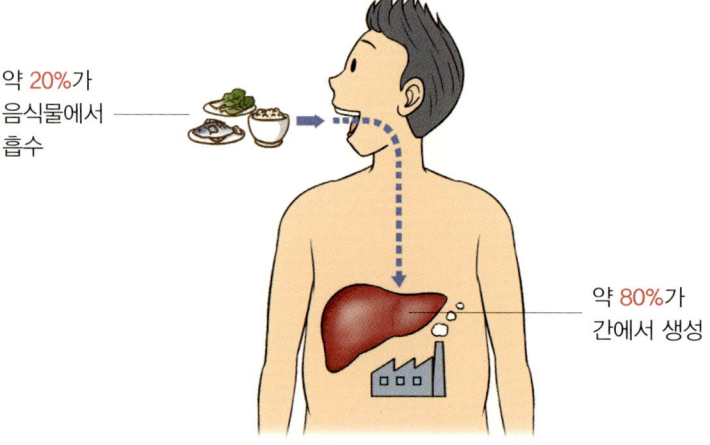

약 20%가 음식물에서 흡수

약 80%가 간에서 생성

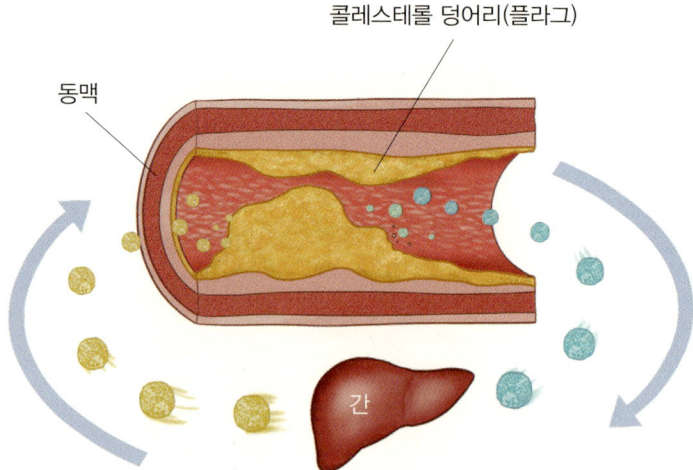

콜레스테롤 덩어리(플라그)

동맥

🟡 **나쁜(LDL) 콜레스테롤**
간에서 합성한 콜레스테롤을 조직과 세포로 운반하여 동맥안에 콜레스테롤을 쌓이게 한다.

🔵 **좋은(HDL) 콜레스테롤**
조직과 세포에서 쓰고 남은 콜레스테롤을 간으로 운반하여 처리하며 동맥경화증을 예방한다.

고지혈증 예방한 생활 수칙

1. 포화지방산과 콜레스테롤이 다량 함유된 식품은 제한합니다.

   콜레스테롤은 대부분 간에서 만들어지고 식사로 일부 얻어지므로 콜레스레롤 함량이 높은 음식은 제한하고, 낮은 음식을 선택합니다.

2. 트랜스지방산 함유 식품은 제한합니다.

   마가린, 쇼트닝, 쿠키나 도넛, 튀김 음식 등의 가공 식품 등

식품	제한해야 할 음식 (콜레스테롤 함량이 높은 음식)	권장해야 할 음식 (콜레스테롤 함량이 낮은 음식)
어육류 내장류	내장류 껍질, 비계, 튀긴 닭 햄, 소시지, 베이컨	눈에 보이는 지방을 제거한 고기(소고기, 돼지고기, 양고기 등) 껍질을 제거한 고기 (닭고기, 오리고기)
난류	달걀 노른자 생선, 알	달걀 흰자
유제품류	일반우유 치즈	저지방 우유 저지방 치즈
지방류	코코넛 기름 돼지기름, 소기름 쇼트닝, 베이컨, 마요네즈	식물성 기름 : 참기름, 들기름, 올리브유, 카놀라유, 옥수수유 등 견과류 : 호두, 잣, 아몬드, 땅콩 등 생선기름 : 고등어, 꽁치, 삼치 등
곡류	달걀, 버터가 많이 함유된 빵 : 카스테라, 케이크, 파이, 과자, 쿠키 등	식빵, 찐빵 등 기름이 많지 않은 빵

3. **주 5회 이상 규칙적으로 운동합니다.**

   꾸준한 운동은 포도당 대사를 호전시키고 인슐린저항성을 개선시켜 인슐린이 일을 잘하도록 만들어 줍니다. 중성지방(Triglyceride)과 나쁜(LDL) 콜레스테롤을 낮춰주고, 좋은 (HDL) 콜레스테롤을 올려 동맥 벽에 낀 찌꺼기를 간으로 운반해서 없애주는데 도움을 줄 수 있습니다.

4. **정상 체중을 유지합니다.**

   과체중과 비만은 고지혈증을 2~4배 유발시키는 것으로 알려져 있습니다. 또한 체중을 10kg 정도 감량하면 총 콜레스테롤은 10%, 나쁜(LDL) 콜레스테롤은 15%, 중성지방은 30% 정도가 낮아지는 것으로 알려져 있습니다.

5. **규칙적인 생활 및 정신적, 육체적 안정을 취합니다.**

6. **금주, 금연합니다.**

   과음은 혈중 중성지방을 높입니다. 가능한 금주를 권장하며, 주 1~2회, 여자는 1잔, 남자는 1~2잔으로 제한합니다.

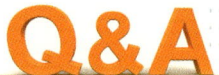

❓ 중성지방 관리는 어떻게 해야 하나요?

만성 콩팥병 환자에서 흔히 나타나는 고지혈증의 형태는 중성지방의 증가입니다. 중성지방은 생활 요법으로 감소 효과가 비교적 큰 혈중 지질입니다. 효과가 있는 생활 요법은 체중 감량, 주기적인 운동, 절주, 탄수화물 섭취 조절하기 입니다. 식사요법과 운동요법을 했음에도 불구하고 여전히 중성지방 수치가 높으면 약물치료(나이아신, 파이브레이트 등)를 고려하지만, 콩팥병이 있는 경우 약제의 부작용이 증가하므로 주의가 필요합니다.

- **탄수화물을 많이 먹으면 간에서 중성지방으로 변환되므로 적당량만 먹습니다.**
  탄수화물은 밥, 빵, 떡, 감자, 고구마, 옥수수, 케이크, 과일, 아이스크림, 탄산음료 등에 많이 들어있습니다.
- **동물성 지방 섭취는 주의하고, 식물성 기름을 선택합니다.**
  식품성 기름에 풍부한 '불포화지방산'은 중성지방을 낮추는 역할을 합니다. 불포화지방산은 식용류(참기름, 들기름, 올리브유, 카놀라유 등)와 견과류에 많이 들어 있습니다.
- **생선을 섭취합니다.**
  오메가쓰리(omega-3)지방산은 중성지방을 낮추는 효과가 있습니다. 오메가쓰리가 많이 들어있는 고등어, 꽁치, 삼치, 참치 등 등푸른 생선을 알맞은 양으로 섭취합니다.

5 콩팥으로 가는 부담 줄이기 – 적절한 체중 유지

　비만은 당뇨병과 고혈압의 주요 위험 요인이므로 결국 콩팥병의 위험 요인이라고 볼 수 있습니다. 또한 과도한 체중 만으로도 콩팥병이 발생할 수 있다는 증거가 있으며, 대부분의 콩팥병에서 과체중 혹은 비만은 사구체의 비대를 유발하여 단백뇨를 증가시키고, 콩팥병의 진행을 빠르게 합니다. 반면 만성 콩팥병이 있는 과체중의 환자가 체중을 감량할 경우 단백뇨가 감소되고 콩팥 기능이 호전되며 특히 항고혈압제를 복용하고 있는 비만 환자에게 더욱 효과적입니다.

　그러나 저체중 또한 영양 부족 및 만성 염증 상태를 유발하여 콩팥병의 진행을 빠르게 합니다. 따라서 만성 콩팥병 환자는 적절한 식사요법과 운동요법으로 적정 체중을 유지할 것으로 권합니다. 과체중인 경우는 체중 감량을 위하여 과도하게 열량 섭취를 제한하거나, 보조 식품(이뇨제나 설사약, 단백질 보충제)

을 이용할 경우 급성으로 콩팥의 손상이 생길 수 있으므로 점진적으로 체중을 감량하도록 합니다.

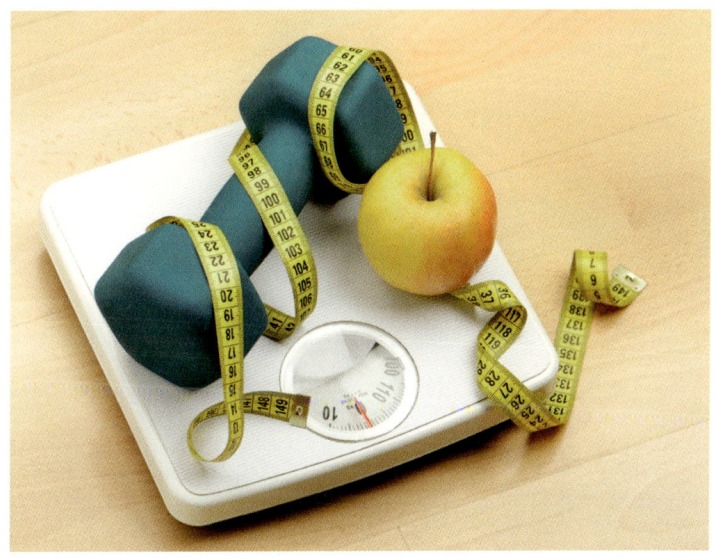

6 내가 먹는 약들, 모두 콩팥으로 모여요

 콩팥 기능을 잘 유지하는데는 콩팥 독성 물질에 노출되지 않는 것이 필수적입니다. 흔하게 사용하는 감기약, 관절약, 진통제에 포함되어 있는 비스테로이드성 소염 진통제(NSAIDs)는 콩팥 기능을 악화시킬 수 있습니다. 게보린, 사리돈, 펜잘, 애드빌, 부루펜 등이 시판되는 비스테로이드성 항염증제입니다.
 성분 미상의 한약과 약초도 신기능을 악화시킬 수 있어 조심해야 합니다. 많은 사람들이 음식이나 민간요법을 통하여 질병의 경과를 호전시켜 보고자 하는 욕구가 있고, 또한 입증되지 않은 효과로 민간요법의 유용성을 주장하는 거짓 정보들이 많아 유혹에 빠지기에 쉬운 상황입니다. 현재까지는 과학적으로 콩팥에 좋거나 나빠진 콩팥 기능을 되돌리는 것으로 입증된 음식이나 민간요법은 없습니다. 주변에서 이러한 것을 권하는 경우 콩팥 전문의와 상의하여야 합니다.

콩팥독성이 없는 약제라 하더라도, 콩팥에서 많은 약물이 대사되므로 콩팥 기능에 따라 용량을 조절하여야 하는 약물이 많습니다. 따라서 약제를 새로 복용하게 되는 경우, 가능한 콩팥전문의와 상담을 한 후에 투약하는 것이 좋습니다. 적어도 약 처방을 받기 전에 콩팥질환이 있다는 사실을 알리는 것이 필요합니다.

고혈압 혹은 단백뇨에 대해 복용하는 안지오텐신 전환효소억제제 및 안지오텐신 수용체 차단제는 태아에게 위험하므로 임신을 계획한다면 다른 혈압약으로 바꾸는 것을 권고하고 있습니다.

특별히 주의해야 할 약물

다음과 같은 약물은 콩팥손상을 유발할 수 있으므로 주의하여 복용해야 하며 가급적 의사와 상의하여 복용합니다.

- 비스테로이드성 소염 진통제, 항암제(일부)
- 항생제 일부(테트라싸이클린, 리팜핀, 아미노글리코사이드계 등)
- 방사선 조영제
- 금속제(수은, 납, 금, 구리, 카드뮴)
- 각종 한약, 민간요법(안정성 미확인)
- 과도한 이뇨제 사용

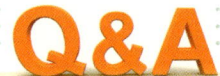

Q 컴퓨터 단층촬영(CT)시 사용하는 조영제가 콩팥 기능을 악화시킨다고 들었습니다. 검사할 때 어떻게 주의해야 하나요?

조영제는 컴퓨터 단층촬영(CT)과 같은 방사선 검사시에 조직이나 혈관을 잘 볼 수 있도록 각 조직의 엑스(X)선 흡수 차를 인위적으로 크게 함으로써 영상의 대조도를 크게 해주는 약품입니다. 요오드 함유 조영제는 컴퓨터 단층촬영(CT)시 사용되며 이 조영제가 급성 콩팥손상을 유발할 수 있는 것으로 알려져 있습니다.

기존에 만성 콩팥병을 가지고 있다면 조영제는 콩팥 기능을 더 악화시킬 수 있습니다. 따라서 콩팥 보호를 위해 꼭 필요한 경우에만 검사를 시행하며, 검사 전후에 수액요법을 받는 것이 신독성을 줄이는 방법입니다.

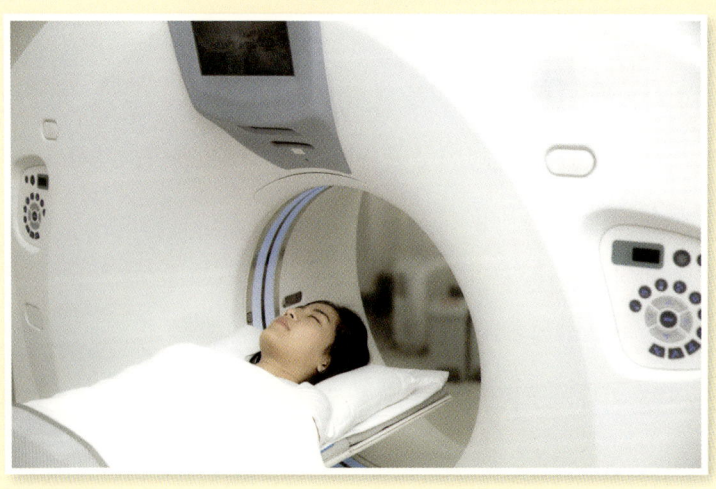

콩팥에게도 나쁜 친구, 흡연 7

담배는 혈관을 수축시키고, 심장을 빨리 뛰게 만들고 혈관벽을 손상시켜 동맥 경화를 진행시키므로 결국은 혈압을 높이며 동맥 폐쇄의 위험을 높여 콩팥 기능에 나쁜 영향을 줍니다.

흡연이 콩팥질환을 악화시킨다는 많은 증거가 있으며, 당뇨병 환자는 흡연만으로도 당뇨 콩팥병과 아주 유사한 콩팥병이 발생할 수 있습니다. 만성 콩팥병의 위험이 있는 환자가 매일 한 갑씩 담배를 피운 경우 만성 콩팥병의 위험이 비흡연자에 비해 약 5배 이상 증가합니다. 따라서 당뇨병 환자가 담배까지 피운다면 콩팥 합병증의 발생 위험이 매우 높아지고 진행도 빨라집니다. 더군다나 흡연은 심혈관계 질환 발생률을 증가시키므로 금연은 반드시 필요합니다.

스스로 흡연을 중단하기 힘든 경우, 니코틴 패치나 껌뿐만 아니라 흡연 욕구를 줄여 주는 약제도 개발되어 있으므로 금연

클리닉을 방문하기를 권합니다.

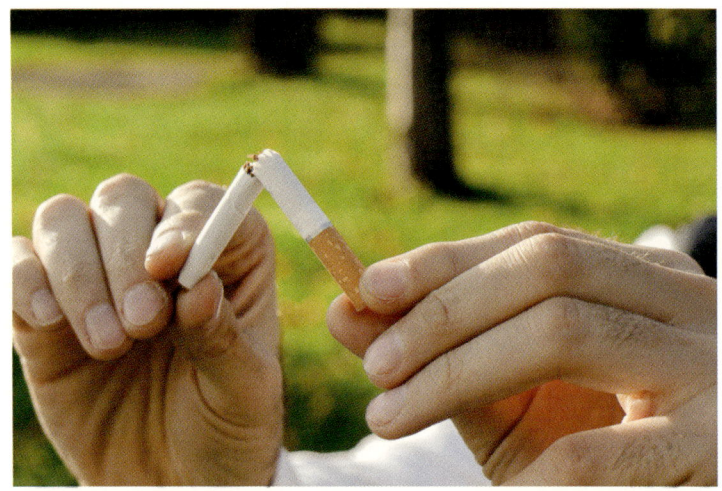

금연 상담전화: 1544-9030
금연 길라잡이 사이트: http://www.nosmokeguide.or.kr

8 빈혈, 전해질 불균형 관리

🟠 빈혈

콩팥 기능이 감소함에 따라 빈혈이 발생할 수 있습니다. 의사와 상의하여 철분제를 복용하거나 조혈 주사를 맞게 됩니다.

🟠 칼륨

콩팥에서 칼륨 배설이 감소하면서 체내에 칼륨이 높아 집니다. 고칼륨혈증이 콩팥을 해롭게 하는 것은 아니지만, 부정맥, 심장 마비를 유발할 수 있으므로 주의가 필요합니다. 저칼륨식이를 통하여 고칼륨혈증을 막아야 하며, 필요한 경우 칼륨의 장내 흡수를 억제하는 약을 같이 복용할 수 있습니다.

🟠 인

콩팥 기능의 저하로 인 배설이 저하되면 혈중 인 농도가 증가하고, 저칼슘혈증이 유발됩니다. 고인산혈증 및 저칼슘혈증은 부갑상선 호르몬 분비를 증가시키면서 이차성 부갑상선 기능 항진증이 발생하게 됩니다. 이러한 과정은 뼈를 약하게 만들고 혈관을 딱딱하게 만들므로 이를 예방하기 위해 저인산식이 및 인산의 장내 흡수를 억제하는 약제를 복용합니다.

요산

콩팥 기능이 감소하면 요산의 배설이 감소하여 고요산혈증이 발생하는데, 요산 결정체가 관절에 침착될 경우 통풍이 발생하고, 콩팥에 침착될 경우 콩팥 결석을 유발합니다. 콩팥병이 있는 경우 통풍의 발병률이 일반인에 비해 높으며 지속적인 고요산혈증은 장기적으로 신기능의 손실에 기여할 수 있습니다. 고요산혈증이 발견되었을 경우 식이 조절 및 약물 치료가 필요합니다.

9 당뇨 콩팥병에 동반될 수 있는 심혈관계 질환 예방

콩팥병과 함께 잘 발생하는 당뇨병성 합병증으로는 심혈관질환이 대표적입니다. 심혈관질환을 예방하려면, 정기적인 흉부 방사선 촬영 및 심전도 검사가 필요합니다. 결과 및 증상에 따라 심장초음파, 혈관초음파, 관상동맥 조영술이 필요한 경우도 있습니다. 당뇨성 망막병증 역시 발생 위험이 높으므로 정기적인 안과 검진(최소 6개월~12개월 주기)이 필요합니다. 또한 혈관병증 및 신경병증으로 인해 당뇨 발이 생길 수 있는데, 말초신경손상으로 상처가 나도 통증을 잘 느끼지 못하여 방치하다가 심각한 경우 궤양, 절단까지 유발할 수 있기 때문에 매일 발을 잘 살펴보아야 합니다. 상처가 나거나, 붉어지거나, 붓고 물집이 잡힌 곳이 없는지 잘 확인하고, 발을 닦고 나서 즉시 보습제를 발라 건조해지지 않도록 하고, 양말을 신어 발을 보호하도록 합니다.

10 예방 접종은 선택이 아닌 필수

당뇨 콩팥병 환자는 여러 가지 감염병에 취약하므로 접종 가능한 범위에서 예방 주사를 권고하고 있습니다. 감염 질환은 만성 콩팥병 환자의 두 번째 흔한 사망 원인입니다. 요독증으로 인해 면역 기능이 떨어지고, 혈액제제를 계속 사용하다 보면 감염원에 쉽게 노출될 수 있기 때문입니다. 다만 콩팥병이 진행할수록 백신의 효과가 감소하므로 가능한 조기에 접종하는 것이 좋습니다.

인플루엔자

만성 콩팥병이 있을 경우 인플루엔자 발생 위험 및 폐렴 등 합병증의 위험이 높아집니다. 가능하면 10월에서 12월 사이 인플루엔자 백신을 매년 접종받을 것을 권고합니다.

폐렴사슬알균

폐렴, 뇌수막염, 패혈증 등 심각한 감염을 일으킬 수 있는 균으로 만성 콩팥병 환자의 경우 중증으로 진행하거나 사망에 이를 확률이 높습니다.

B형 간염

혈액이나 체액을 통해 전파되는 바이러스성 간질환으로 오염된 혈액 제제나 투석 장비를 통해 B형 간염에 걸릴 위험이 있으므로 항체가 없을 경우 백신의 접종이 필요합니다.

★ 하루에 여러 가지 백신을 접종 받을 수 있습니다.
★ 콩팥 이식을 받고 면역 억제제를 복용중인 경우, 임신 중, 면역 기능이 저하되는 다른 질환이 동반되었을 경우 생백신은 접종 받을 수 없습니다. 급성 질환으로 치료 중인 경우에는 충분한 회복이 이루어진 후 백신을 접종 받는 것이 좋습니다. 이전 백신 접종 후 심각한 이상 반응이 있었다면 같은 종류의 백신은 접종받지 않아야 합니다.

정기 점검표(Check list)

정기적으로 진료를 받고, 주치의와 상담하여 추적 검사를 받도록 합니다. 정기적으로 받아야 할 검사 항목과 목표를 알고, 나의 검사 결과를 기록하여 관리합니다.

	검사 항목	목 표
혈당	공복혈당	80~130 mg/dL
	식후혈당	180 mg/dL 미만
	당화혈색소	6.5% 미만
혈압		130/80 mmHg 미만
콜레스테롤	나쁜(LDL) 콜레스테롤	100 mg/dL 미만
	좋은(HDL) 콜레스테롤	남 : 40 mg/dL 이상 여 : 50 mg/dL 이상
	중성지방	150 mg/dL 이하
콩팥 기능 검사	알부민/크레아티닌 비	30 μg/mg 미만
	사구체여과율	90 mL/min/1.73m^2 이상
	요소질소	5~25 mg/dL
	크레아티닌	남 : 0.7~1.3 mg/dL 여 : 0.6~1.1 mg/dL
체중	비만도	표준 체중
안과 검진	안저검사	매년
예방 접종	인플루엔자 폐렴사슬알균	매년 1회

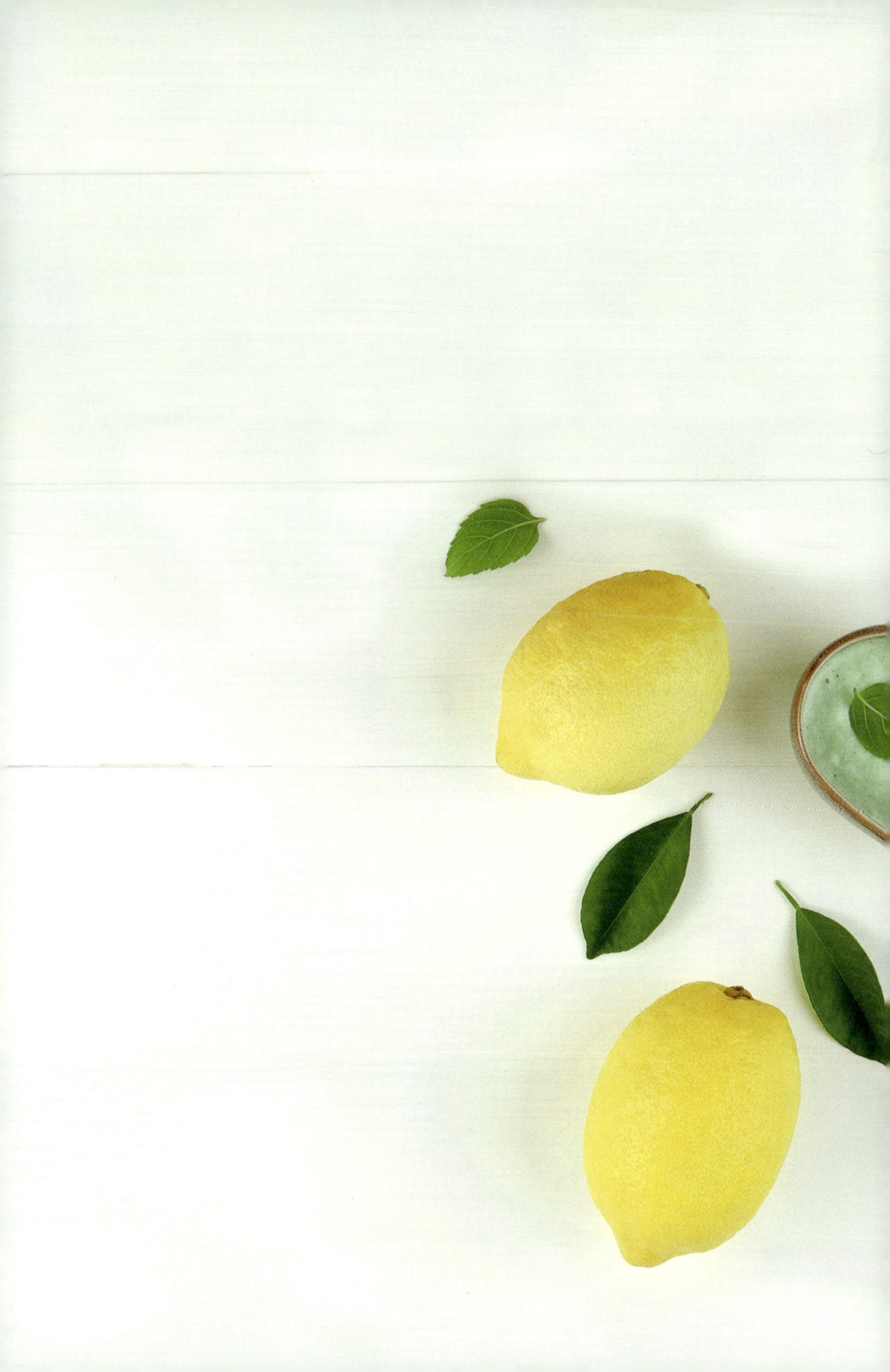

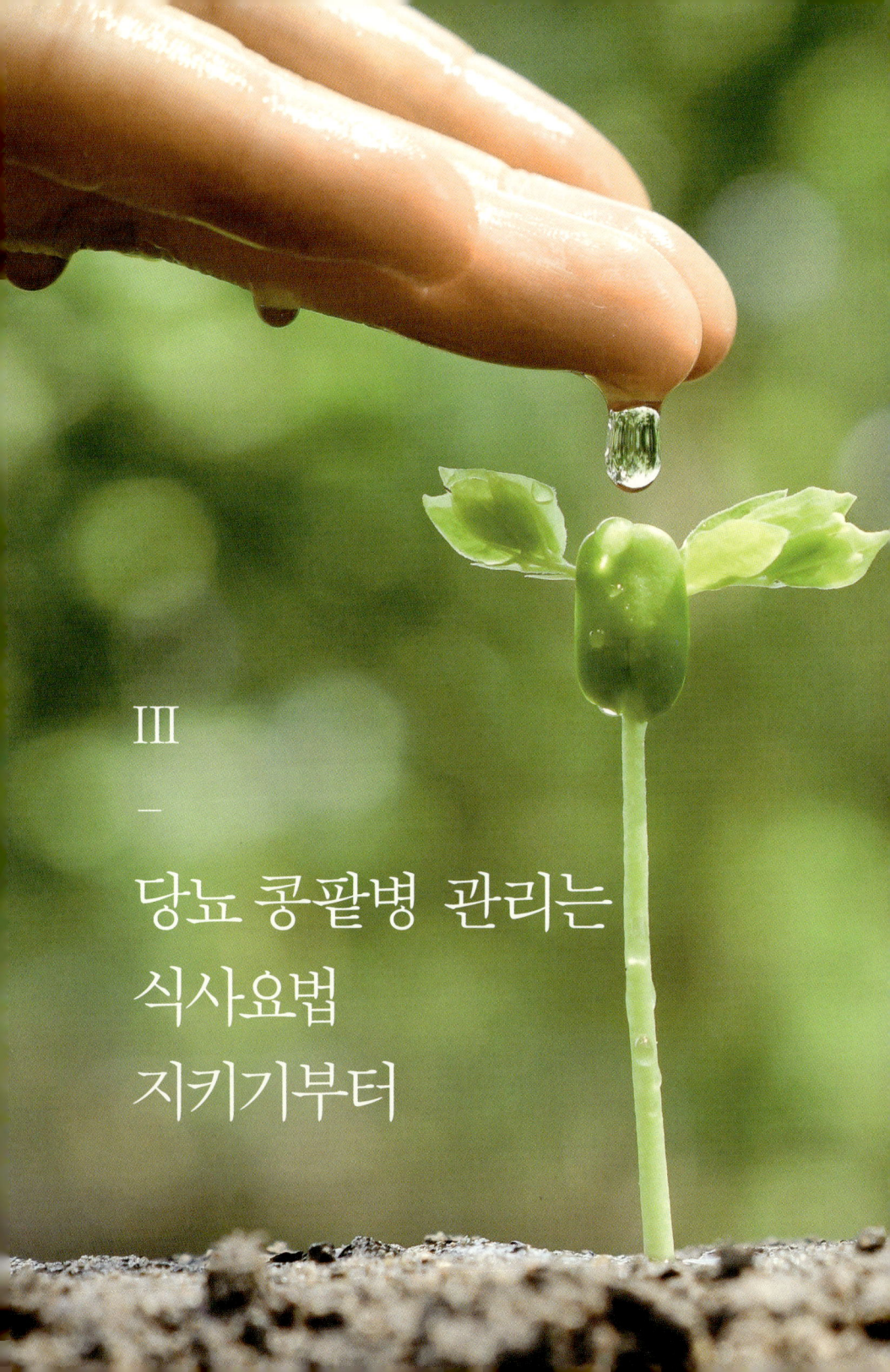

III

당뇨 콩팥병 관리는 식사요법 지키기부터

식사요법을 잘 실천하는 것은 남아있는 콩팥 기능을 유지하고, 콩팥병의 진행을 늦추는데 도움이 됩니다. 또한 요독증을 최소화하고 부종, 고혈압 등을 예방하며, 적절한 영양 상태와 근력을 포함한 체력을 유지시킬 수 있습니다. 그러므로 당뇨 콩팥병이 있는 경우 섭취하는 식품의 종류와 양을 조절하여 섭취하는 것이 중요하며 자신에게 맞는 식사량과 음식의 종류를 결정하기 위해서는 반드시 전문 영양사의 교육을 받아야 합니다.

콩팥 기능을 보호하고 적절한 영양 상태를 유지하기 위해서는 다음과 같은 식사요법이 필요합니다.

1. 소금과 멀어지기
2. 단백질 적당히 먹기
3. 영양 결핍은 더 큰 문제-열량 충분히 섭취하기
4. 몸에 쌓이는 칼륨, 인-식사로 조절하기
5. 포기할 수 없는 당뇨 식단
6. 귀를 닫자! 민간요법이나 건강보조식품

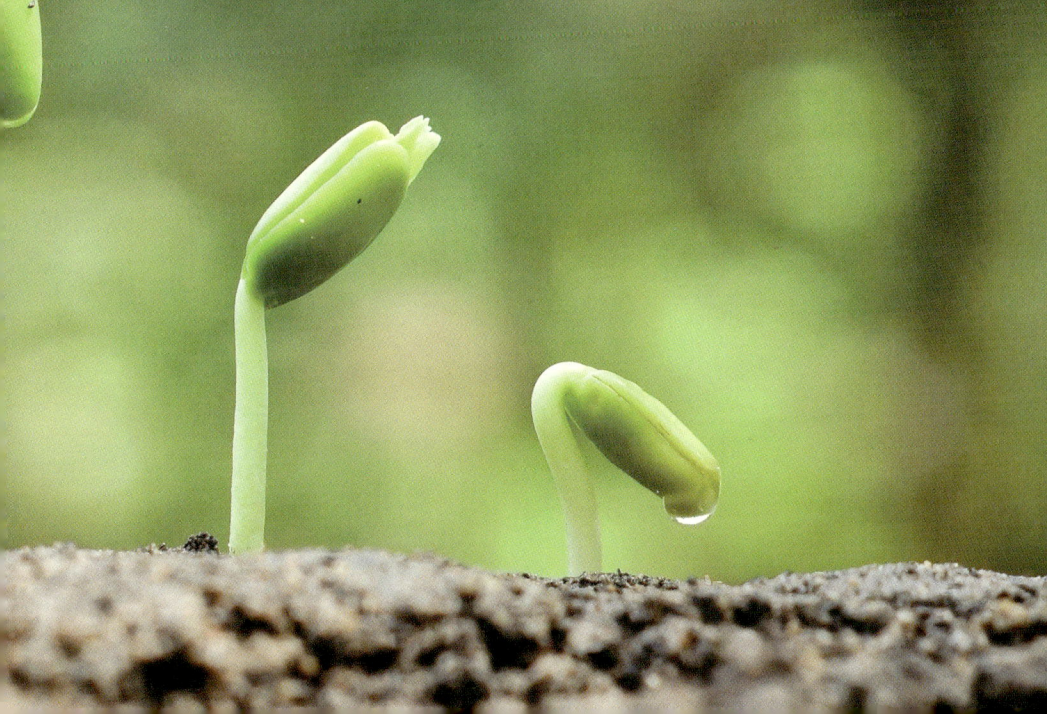

식사요법 상담 시 점검해야 할 것은?

1. 비만도

    현재 나의 키 _____ cm   체중 _____ kg

    영양사에게 물어봅시다!
    나의 표준체중은? _____ kg
    나의 체중 상태는? ☐ 저체중   ☐ 정상체중   ☐ 과체중

2. 현재 나의 식사 섭취량

    ☐ 적당량 먹고 있다
    ☐ 부족하다
    　　　(이유: ☐ 식욕부진 ☐ 메스꺼움 ☐ 구토 ☐ 소화불량
    　　　　　 ☐ 기타: _____)
    ☐ 과식한다

3. 혈액검사결과

    진료시 물어봅시다!

    헤모글로빈 _____ ☐ 높음 ☐ 정상 ☐ 낮음
    당화혈색소 _____ ☐ 높음 ☐ 정상 ☐ 낮음
    크레아티닌 _____ ☐ 높음 ☐ 정상 ☐ 낮음
    칼륨(포타슘) _____ ☐ 높음 ☐ 정상 ☐ 낮음
    인 _____ ☐ 높음 ☐ 정상 ☐ 낮음

4. 치료계획

    ☐ 투석(☐ 혈액투석 ☐ 복막투석)
    ☐ 콩팥 이식

소금과 멀어지기 1

염분(나트륨)은 짠맛을 내는 소금의 주성분으로 혈액을 포함한 체액에 존재하여 삼투압 유지에 중요한 역할을 하므로 사람이 살아가는데 필수적인 물질입니다. 염분(나트륨)은 체내에 수분을 끌어 당기고 보유하려는 성질이 있어 과량을 섭취하면 혈액량을 늘리게 됩니다. 늘어난 혈액량은 혈관에 미치는 압력을 증가시켜 혈압을 올리게 되며 콩팥에 부담을 주는 동시에 부종을 일으키고 심장에 부담을 줄 수 있습니다. 콩팥이 나빠지면 소변으로 염분 배설도 감소되어 염분에 의한 혈압 상승이 쉽게 나타납니다. 특히 염분 섭취가 많은 경우 단백뇨가 증가한다는 사실이 잘 알려져 있어, 콩팥 합병증의 초기부터 단백뇨가 있는 사람에서 저염식이를 하는 것은 단백뇨를 감소시키고 콩팥 질환의 진행을 늦출 수 있는 가장 중요한 식사요법입니다.

하루 소금 허용량 알기

저염식은 염분을 과도하게 섭취하지 않도록 하는 식사입니다. 당뇨병성 만성 콩팥병 초기에는 하루 5~10g 정도로 소금 섭취를 줄일 것을 권장하며, 콩팥병이 많이 진행되었을 경우에는 하루 5g이내로 섭취하도록 합니다. 그러나 보통 우리가 하루 동안 먹는 식품 자체에 염분이 총 1~2g정도 들어있으므로 실제 소금을 사용할 수 있는 양은 1일 약 3g입니다. 소금 1g은 나트륨 400mg과 같으므로 저염식 1일 염분(소금) 권장량 5g은 나트륨 2,000mg에 해당합니다. 가공식품에는 나트륨 함량이 표시되어 있으므로, 가공식품 선택시 영양성분표시를 확인하여 나트륨 함량이 많다면 피하도록 합니다.

★ **저염식 염분 권장량 : 5g**

- 식품 자체가 함유하고 있는 염분량 1~2g
- 1일 섭취 가능한 염분량 약 3g

한끼당 소금 1g 사용

소금 1g(나트륨 400mg)에 해당하는 각종 양념의 양

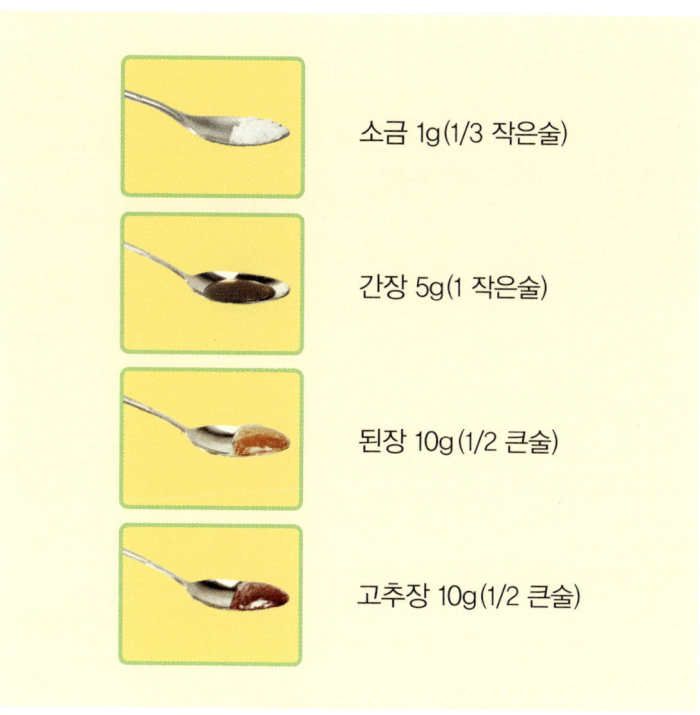

소금 1g(1/3 작은술)

간장 5g(1 작은술)

된장 10g(1/2 큰술)

고추장 10g(1/2 큰술)

소금 5g(나트륨 2,000mg)

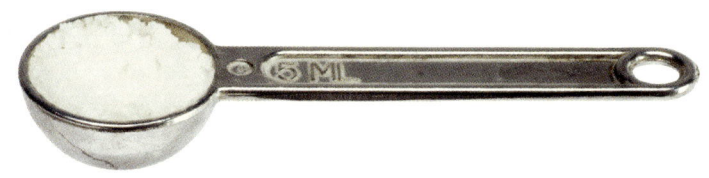

Q&A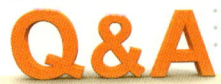

Q 라면 1봉지를 먹으면 나트륨 섭취량은 얼마일까요?

영양성분	1회 제공량 당 함량	%영양소 기준치		1회 제공량 당 함량	%영양소 기준치
1회 제공량 1봉지(115 g) /총1회 제공량(115 g) 자사분석치임	열량 475 kcal		지방	13 g	26%
	탄수화물 80 g	24%	포화지방	6 g	40%
	당류 4 g		트랜스지방	0 g	—
	단백질 10 g	17%	콜레스테롤	0 mg	0%
			나트륨	1,830 mg	92%

※ %영양소기준치 : 1일 영양소기준치에 대한 비율

※ 표준조리법대로 조리시 100 g당(국물포함) 나트륨함량 365 mg입니다.
   (나트륨 1일 영양소 기준치:2000 mg)

라면 1봉지에 들어있는 나트륨은 1,830mg으로 하루 권장량인 2,000mg(소금 5g)의 92%를 먹는 셈입니다. 여기에 김치를 함께 먹는다면 한끼 식사에 하루 권장량보다 더 많이 먹게 됩니다. 라면을 포함한 가공 식품에는 대체로 나트륨 함유량이 많으므로 섭취 혹은 구입하기 전에 영양성분표를 확인하여야 합니다. 섭취하게 되면 스프를 적게 넣고, 국물은 가급적 먹지 않도록 합니다.

저염식이를 실천하는 방법

- 염장식품(김치, 장아찌 등), 가공 식품(라면, 햄, 크래커와 칩종류의 짠맛 과자 등), 젓갈류, 자반생선 등의 짠 음식은 우선적으로 제한합니다.
- 국과 찌개의 국물 섭취량을 줄이고 화학조미료 사용은 제한합니다. 국과 찌개는 한그릇 당 대략 3,000~4,000mg의 나트륨이 포함되어 있어 소금으로 환산하였을 때 7.5~10g이 들어있으므로 건더기 위주로 먹습니다.
- 조리시에는 간을 하지 말고, 저염 양념장을 만들어 식사 시 이용합니다.

저염 양념장 만드는 법

간장 1 작은술에 2배 정도의 물 또는 육수를 넣은 후 기호에 맞게 참기름, 파, 다진 마늘, 고춧가루, 식초, 겨자 등을 첨가하여 맛을 냅니다.

싱겁지만 맛있게 먹는 방법

나트륨이 적은 여러 가지 양념을 이용합니다.

시원한 맛 : 마른새우, 멸치, 다시마, 가츠오부시, 북어대가리, 말린 표고버섯

고소한 맛 : 기름, 참깨, 들깨, 검은깨, 땅콩가루

새콤한 맛 : 식초, 레몬즙, 라임즙

향긋한 맛 : 파슬리, 바질, 월계수잎, 라벤더, 오레가노

매콤한 맛 : 후춧가루, 고춧가루, 파, 양파, 생강, 마늘, 겨자, 고추냉이

달콤한 맛 : 인공감미료

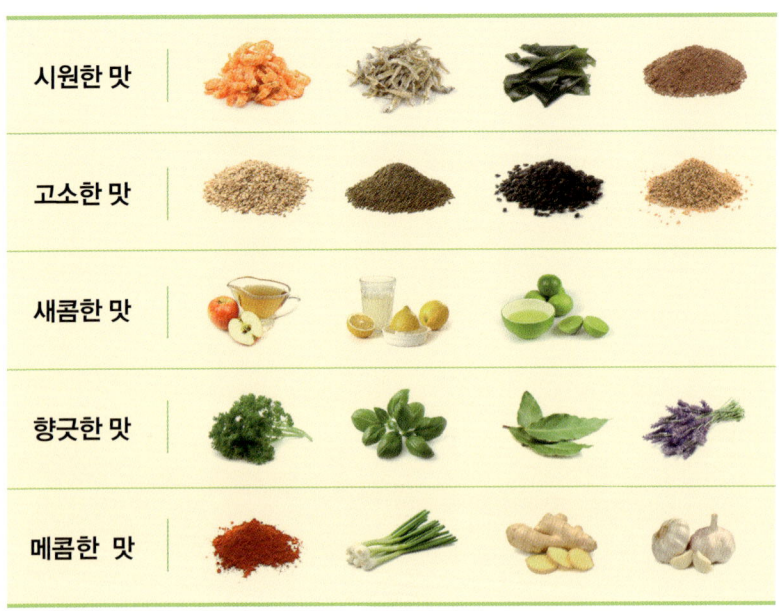

🍴 손쉽게 활용할 수 있는 저염 레시피

와사비 깍두기(6인분)

재료 : 무 400g, 오이 30g, 와사비 5g, 식초 40g, 소금 2g, 화인스위트 5g

만드는 법
① 분량의 무와 오이에 식초와 와사비를 넣고 버무린다.
② 버무린 재료에 분량의 소금과 화인스위트를 넣고 버무린다.
③ 냉장고에 하루정도 숙성한 후 맛있게 먹는다.

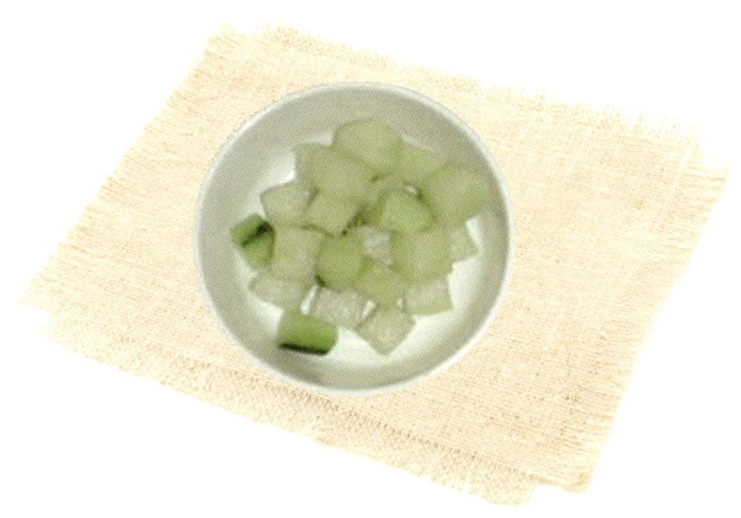

무쌈 말이(4인분)

재료 : 무 240g, 당근 40g, 표고 40g, 새송이 40g, 깻잎 20g, 달걀 1개, 오이 40g, 식용유 10g, 소금 약간

양념소스 : 튜브형 겨자 15g, 식초 10g, 소금 1~2g, 화이스위트 2g, 물 50g, 마늘즙 약간

만드는 법

① 무는 일자형 채칼로 얇게 밀어서 먹기 전날 초절이 물(식초, 화이스위트, 물)에 담가둔다.
② 무를 제외한 모든 야채는 곱게 채 썰어서 소량의 식용유를 두르고 볶아두고, 달걀은 지단으로 부친다.
③ 담가 둔 무를 접시에 담고, 썰어 볶아 둔 모든 야채와 지단을 예쁘게 말아 담는다.

숙주겨자무침(4인분)

재료 : 숙주 320g, 오이 10g, 당근 10g, 마늘 3g, 볶은 참깨 1g

양념소스 : 겨자가루 4g, 화인스위트 2g, 식초 10g, 소금 1~2g

만드는 법

① 숙주는 다듬어서 물에 넣고 5분간 삶아 물기를 꼭 짜둔다.
② 양념소스의 해당재료 겨자가루, 화인스위트, 식초, 소금을 계량해 잘 섞어 놓는다.
③ 당근, 오이는 다듬어서 숙주와 비슷하게 채썰듯 4cm정도 크기로 썬다.
④ 마늘은 다듬어서 잘게 다진다.
⑤ 익힌 숙주에 당근, 오이, 마늘을 넣고 ②의 양념소스를 넣어 골고루 무친 후에 참깨를 뿌려 담는다.

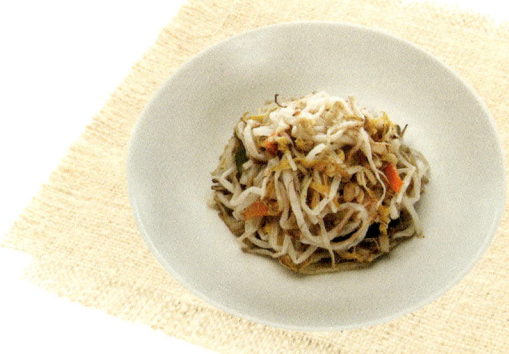

저염 물김치(10인분)

재료 : 무 200g, 오이 10g, 당근 10g, 쪽파 10g, 마늘 10g, 생강 5g, 배 25g, 인공감미료 3g, 소금 3g, 물 830 mL

만드는 법

① 무, 오이, 당근을 약 1cm 정도 사각형 모양으로 썬다.
② ①에서 썰어놓은 무에 소금, 인공감미료는 넣는다.
③ 3시간 후 ②에 물을 넣는다.
④ 다진 마늘, 생강, 배를 천에 넣어 ③ 물에 우려낸다.
⑤ ④에 ①에서 준비한 오이, 당근을 섞는다.

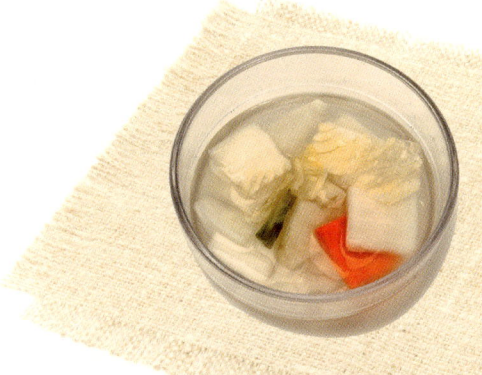

Tip
냉장고에 2~3일 정도 숙성시켜야 맛있게 드실 수 있습니다.

단백질 적당히 먹기 2

단백질은 우리 몸의 조직, 혈액, 체액 등을 만드는데 필요한 중요한 영양소입니다. 음식을 통해 섭취한 단백질은 체내에서 이용된 후 요소(BUN)라는 노폐물로 바뀌어 콩팥을 통해 배설됩니다. 콩팥 기능이 저하된 상태에서는 요소가 적절하게 배설되지 못해 요독증이 나타날 수 있으며, 단백질의 섭취가 많은 경우 혈중 요소가 더욱 증가하게 됩니다. 반대로 단백질의 섭취가 부족하면 체내에 저장되어 있는 단백질인 근육이 분해되어 이용되므로 혈중 요소도 증가하고 영양 불량 상태가 되기 쉽습니다. 그러므로 꼭 필요한 만큼의 단백질을 섭취하는 것이 중요합니다.

만성 콩팥병 4단계 이상 진행된 경우(사구체여과율 30 mL/min/1.73m^2 미만), 적절한 단백질 섭취는 하루 0.8g/kg입니다. 투석을 하게 되면, 투석으로 손실되는 단백질량을 보충해야 하므로 투석 전보다 15~20% 정도 단백질을 더 섭취할 것을 권합니다. 외식의 경우 단백질을 많이 섭취할 수 있는 메뉴가 많으므로 외식 메뉴 선택시 주의가 필요합니다. 소량이라도 하루 세끼 식사에 양질의 단백질 식품이 포함되도록 하고 살코기와 어패류, 계란, 두부 등 다양하게 섭취하는 것이 좋습니다.

어육류군 1교환단위의 양 알아보기(단백질 8g 함유)

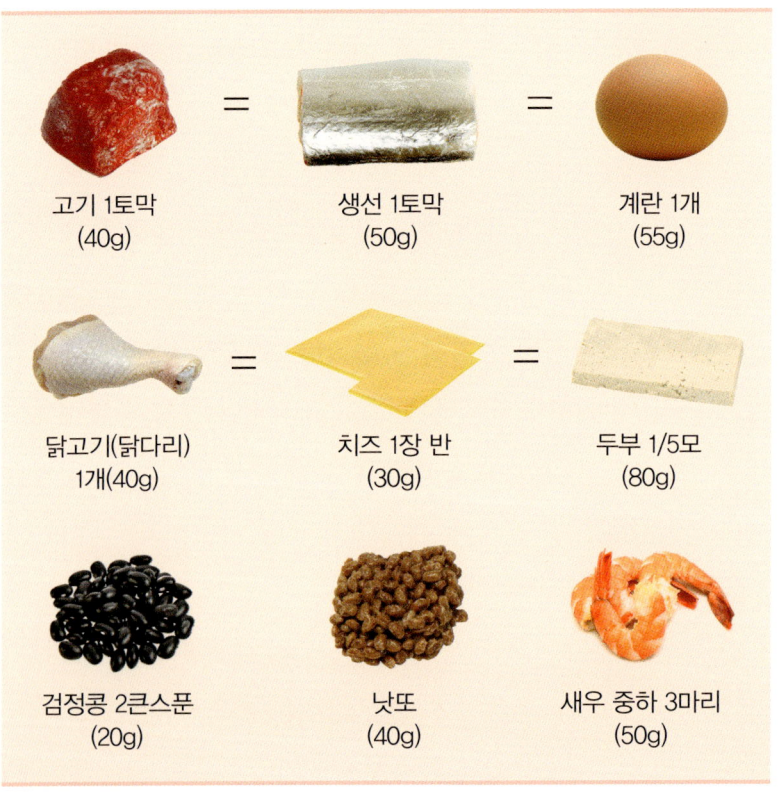

영양 결핍은 더 큰 문제-
열량 충분히 섭취하기   3

콩팥 기능이 저하될수록 입맛이 없어지고, 당뇨병 환자들의 경우 혈당 조절도 신경써야 하므로 식사량이 감소되는 경우가 많습니다.

그러나 식사량이 적어 필요한 열량에 비해 섭취량이 감소될 경우 우리 몸은 열량을 채우기 위해 음식으로 섭취한 단백질과 체내 단백질인 근육을 분해하여 에너지로 사용하게 됩니다.

체내 단백질인 근육이 분해되면 체중이 감소하고 쉽게 피로감을 느끼며, 단백질 분해 과정에서 생성된 노폐물은 체내에 계속 쌓이게 됩니다.

따라서 적절 체중인 당뇨병 환자들은 적절한 식사 섭취가 중요하며, 부족한 경우 나에게 필요한 열량을 보충해야 합니다.

열량 보충을 위해서는 사탕이나, 꿀, 잼과 같이 에너지를 많이 얻을 수 있는 식품을 권장하지만, 당뇨병 환자들의 경우 이러한 음식은 혈당 상승 속도가 빠르지만 떨어지는 속도 또한 빨라서 혈당 관리를 어렵게 합니다. 그러므로 당뇨병 환자가 충분한 열량을 얻기 위해서는 설탕이나 사탕 같은 단순당 보다는 주식인 밥을 충분히 드시는 것이 좋으며 잡곡밥보다는 인과 칼륨 함량이 적은 흰 쌀밥을 추천합니다. 또한 조리 시 사용하는 기름(식용유, 참기름, 들기름 등)이나 견과류 섭취 등도 좋은 열량원이 될 수 있으므로 적당량 드실 수 있습니다.

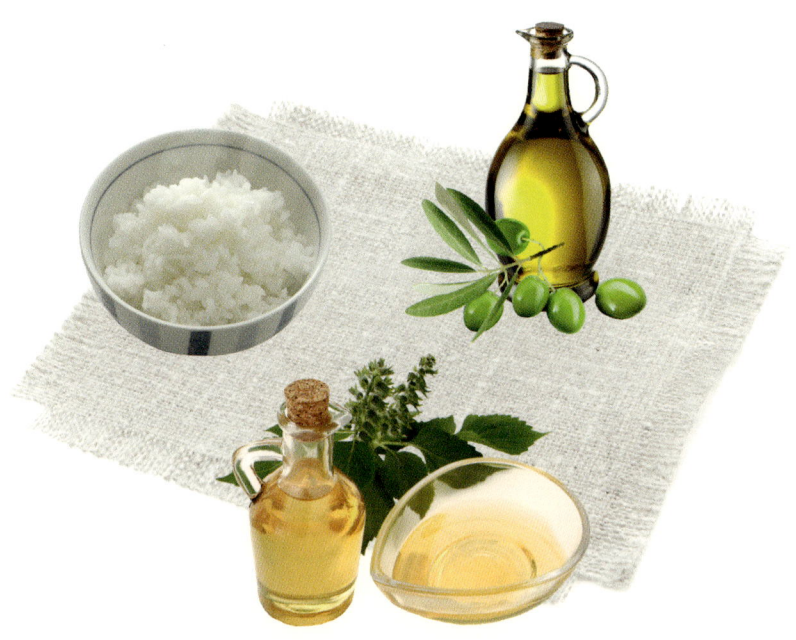

몸에 쌓이는 칼륨, 인-
식사로 조절하기 4

 칼륨은 근육의 정상적인 기능 유지에 필요한 전해질이지만, 콩팥 기능이 떨어지면 소변으로 배설되는 칼륨의 양이 감소하여 혈액 중에 칼륨의 수치가 높아지게 됩니다. 칼륨이 축적되면 근육 세포의 기능이 떨어지면서 구역질, 손발이나 입술의 저림, 부정맥, 가슴이 답답함, 손발의 마비 등이 나타나며 심한 경우에는 부정맥, 심장마비가 발생할 수 있습니다. 그러나 콩팥 기능이 떨어졌다고 해서 무조건 칼륨을 제한하는 것은 아닙니다. 특히 당뇨만 있는 경우의 식사요법과 칼륨 제한을 동반한 식사요법은 상반되는 경우가 있기 때문에 어려움이 있습니다. 그러므로 칼륨 제한은 남아있는 콩팥 기능과 혈중 칼륨 농도에 따라 제한할지 여부를 판단해야 합니다. 혈중 칼륨 농도는 만성 콩팥병기 1~2기에는 거의 상승하지 않으며, 3기에는 일부에서, 4기에는 대부분에서 상승할 수 있습니다. 칼륨은 주로 잡곡, 채소, 과일 등에 많이 함유되어 있으므로 칼륨 제한을 하는 경우는 잡곡밥 대신 쌀밥으로 먹고, 채소와 과일의 하루 섭취량을 조절하는 것을 권장합니다.

칼륨을 줄일 수 있는 조리법

칼륨은 물에 녹는 성분으로 요리 시 물에 데치거나, 따뜻한 물에 담가두어 일정량의 칼륨을 제거하여 조리합니다.

- 채소는 껍질이나 줄기는 제거하고 잎 위주로 섭취합니다.
- 채소는 식품의 10배 이상의 물을 넣어 데친 후, 물을 버리고 건집니다.
- 따뜻한 물에 2시간 이상 담가두었다가 헹구어 조리합니다.
- 감자, 고구마 등은 조리 전 껍질을 벗기고, 얇게 썰어서 충분한 양의 물에 2시간 이상 담가두었다가 조리한 뒤 섭취 합니다.
- 토마토의 경우 당뇨병 환자들이 비교적 많이 먹을 수 있는 과일에 속하나 칼륨 함량이 높으므로 데쳐서 섭취하며, 과량 섭취는 주의합니다.

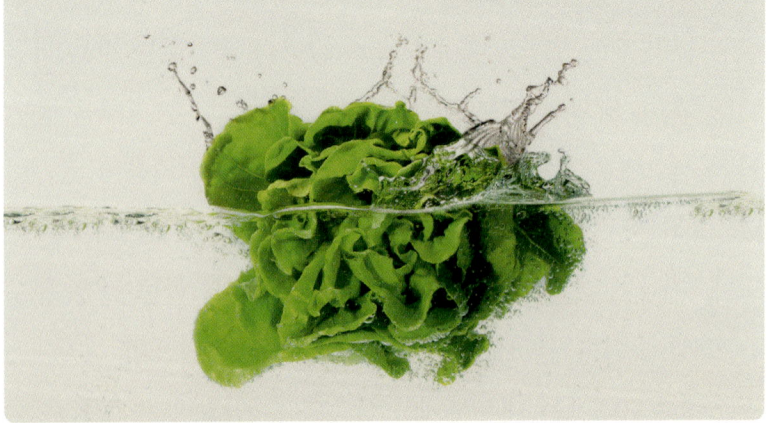

🥕 칼륨 함량이 높은 식품은 주의하여 섭취하기

주의식품 : 칼륨 함량이 높은 채소군

시금치, 부추, 쑥갓, 미나리, 양송이, 물미역, 단호박, 늙은호박, 쑥, 아욱, 참취, 머위, 죽순

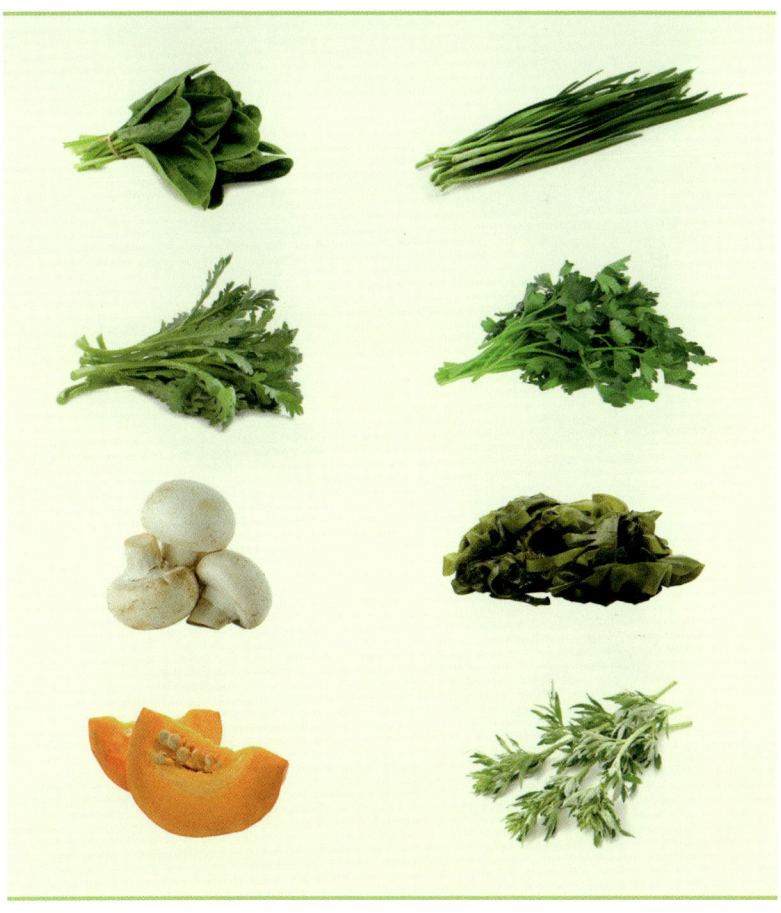

칼륨 함량이 중간 정도 높은 채소군

상추, 샐러리, 느타리버섯, 풋마늘, 도라지, 애호박, 우엉, 연근, 무말랭이, 고구마줄기, 고춧잎, 케일, 열무, 호부추, 두릅

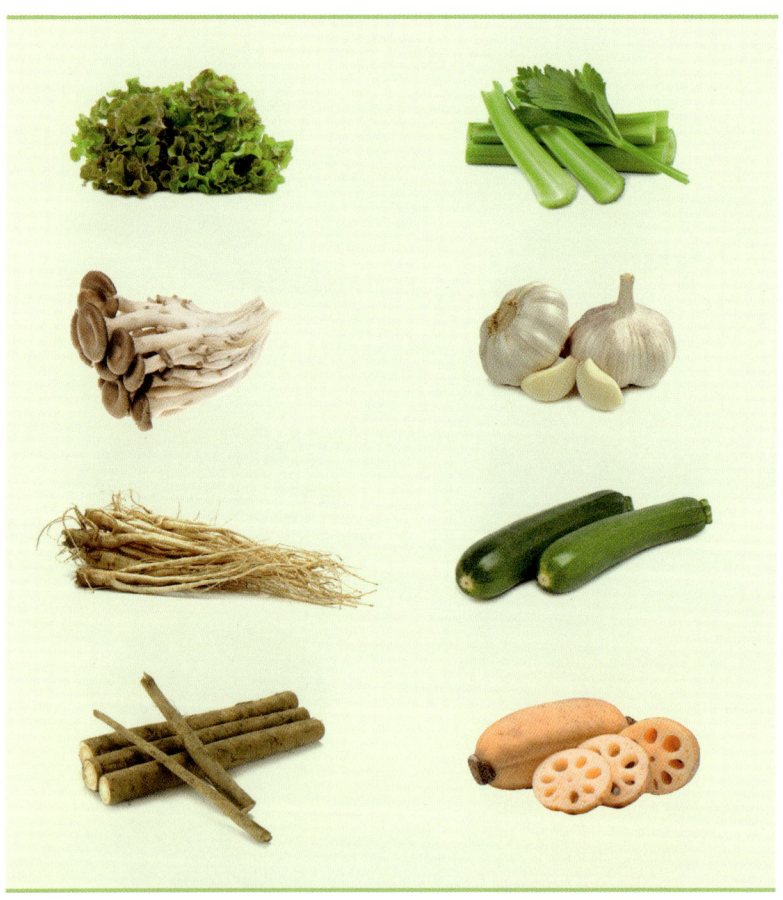

권장식품 : 칼륨 함량이 적은 채소군

당근, 대파, 오이, 무, 가지, 피망, 양파, 깻잎, 양배추, 풋고추, 콩나물, 배추, 생표고, 더덕, 치커리, 달래, 냉이, 양상치, 마늘쫑, 무청, 냉이, 고사리, 고비, 김, 마늘, 브로커리

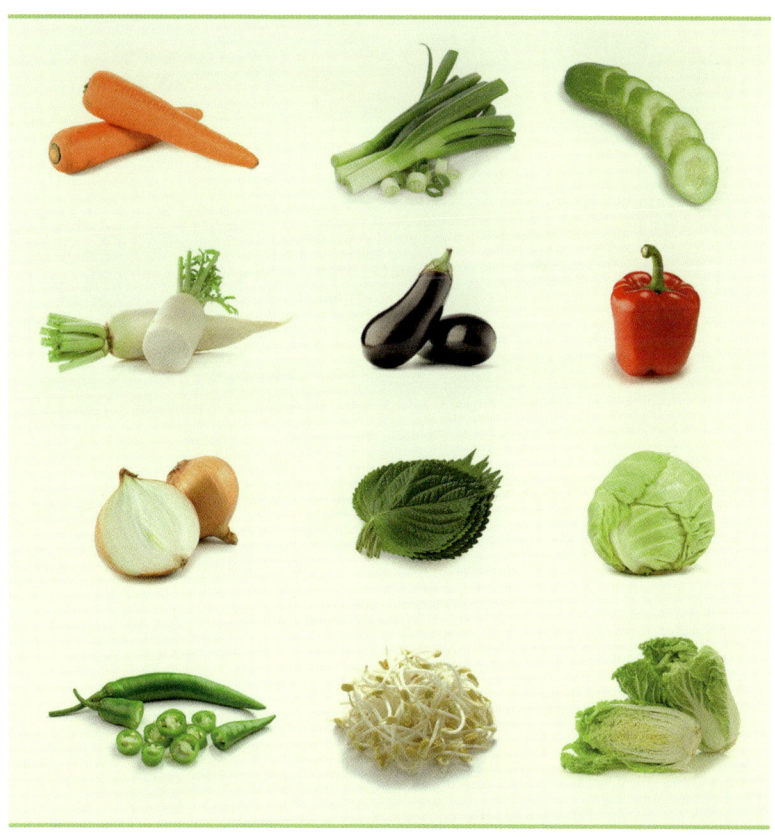

주의식품 : 칼륨 함량이 높은 과일군

토마토, 방울토마토, 참외, 천도복숭아, 멜론, 키위, 곶감, 건포도, 바나나, 앵두

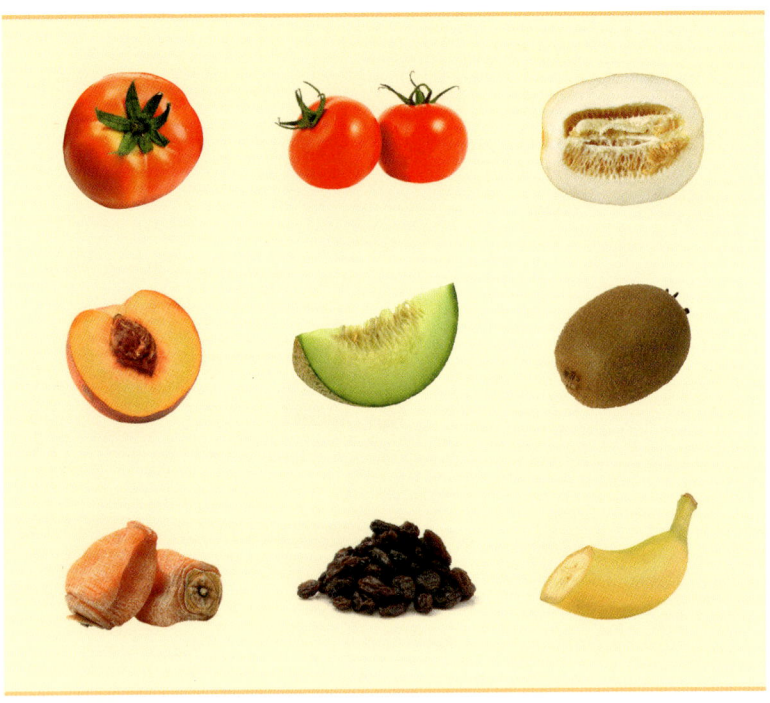

칼륨 함량이 중간 정도 높은 과일군

수박, 배, 오렌지, 포도(거봉), 딸기, 망고, 자몽, 귤, 황도, 백도, 살구, 대추(생것), 파파야, 오렌지주스

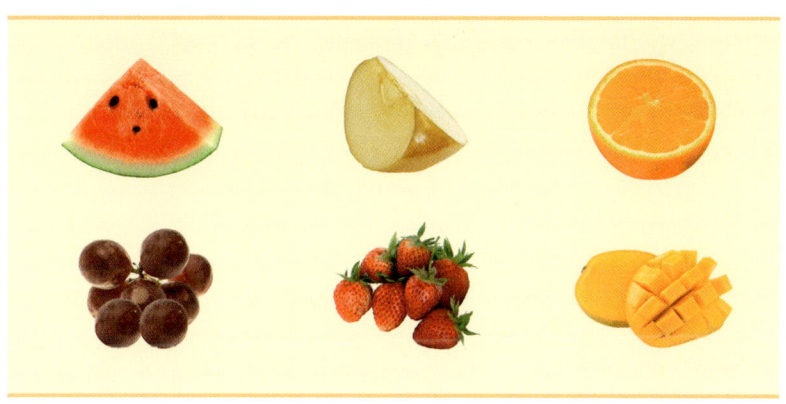

권장식품 : 칼륨 함량이 적은 과일군

사과, 단감, 자두, 포도, 파인애플 통조림, 귤 통조림, 연시

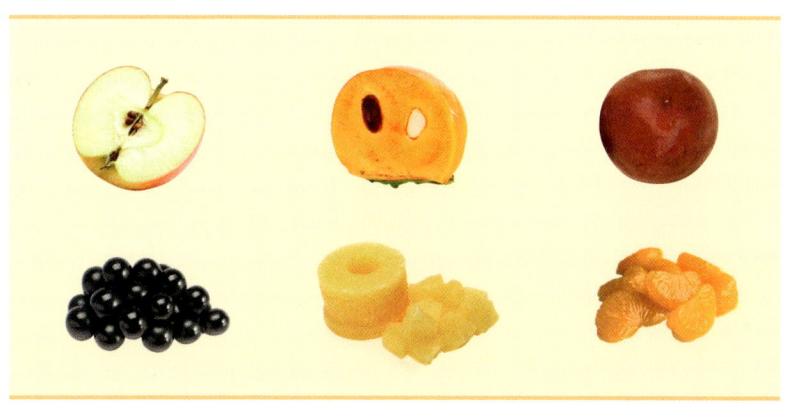

인(P)함량 확인하여 섭취하기

인은 체내에서 칼슘과 결합하여 뼈와 치아 등을 구성하는 무기질입니다. 인은 소변으로 주로 배설되는데 콩팥 기능이 저하되면 인의 배설이 저하되어 혈액 내 인 수치가 높아집니다. 혈액 내 많아진 인은 혈중 칼슘과 결합하게 되고 그 결과 뼈에서 칼슘이 빠져 나오게 되는데, 이로 인해 골다공증, 골연화증 등이 발생할 수 있습니다. 인 섭취 제한도 칼륨과 마찬가지로 콩팥병이 있을 때 무조건 제한하는 것이 아니라 만성 콩팥병 단계와 혈중 인 농도에 따라 제한합니다.

인은 모든 식품에 들어있지만 주로 단백질과 유제품에 많이 들어 있습니다. 인의 섭취를 너무 제한하면 단백질 섭취의 제한으로 영양 결핍 상태가 될 수 있으므로 하루에 800mg 미만으로 제한하기는 어렵습니다. 인이 많이 함유된 어육류, 잡곡, 유제품, 견과류 등은 많이 섭취하지 않도록 주의해야 합니다. 또한 식품 첨가제, 방부제, 콜라, 초콜릿, 코코아 등에도 인이 다량 함유 되어있으므로 이러한 식품은 섭취를 줄이는 것이 좋습니다.

혈액검사에서 인의 농도가 높으면 의사의 처방에 따라 인결합제(탄산칼슘, 렌벨라, 포스레놀 등)를 복용합니다. 약은 식사 중이나 식사 직후에 복용하는 것이 인 감소 효과에 좋습니다.

주의식품: 인 함량이 높은 식품

🐟 어육류군

소고기, 돼지고기, 생선, 닭고기, 계란, 메추리알, 두부, 연두부, 전복, 꽃게, 새우, 잔멸치, 햄, 치즈, 물오징어, 건오징어, 생선통조림, 가공햄(스팸, 런천미트 등), 프랑크 소시지, 어묵

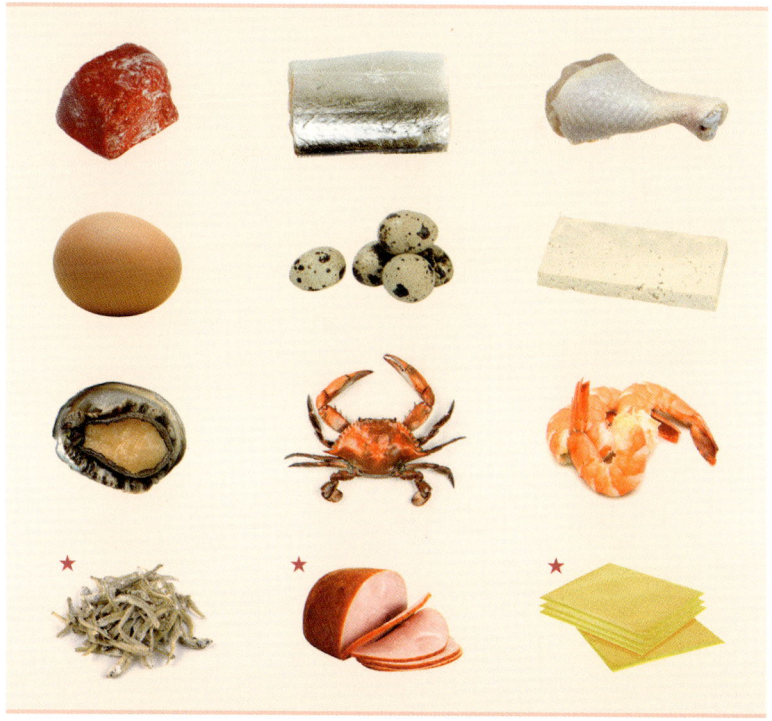

★ 염분과 인 함량이 높은 식품

※ 대부분의 어육류군은 인 함량이 높으나 개인별 권장량 만큼만 섭취하도록 하며 염분이 높은 통조림, 건어물류는 피하도록 합니다.

곡류군

팥, 현미쌀, 검정쌀, 오트밀, 보리쌀, 녹두, 감자, 고구마, 옥수수, 밤, 은행, 토란, 차수수, 메밀, 팝콘

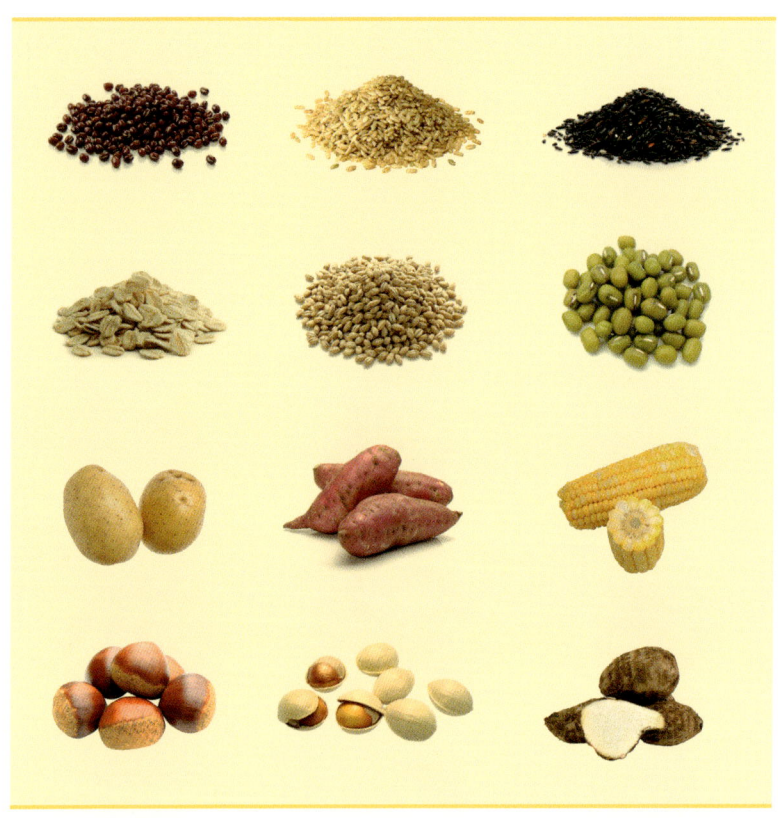

지방군

견과류 – 땅콩, 잣, 호두, 아몬드, 해바라기씨

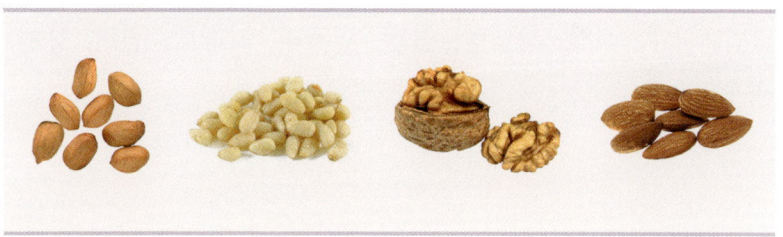

우유군

우유, 두유, 아이스크림, 요구르트, 연유, 조제분유

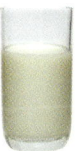

기호식품

초콜릿, 코코아, 콜라

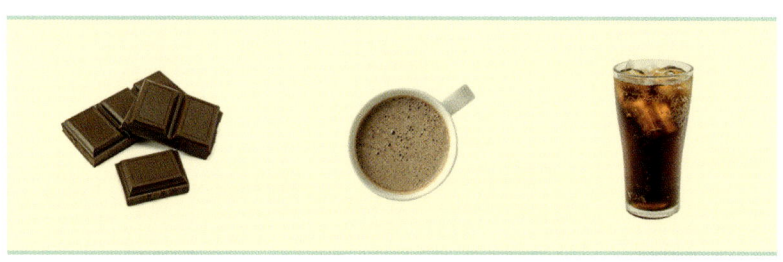

권장식품: 인 함량이 낮은 식품

🌾 곡류군

쌀밥, 국수, 식빵, 모닝빵, 찹쌀, 인절미, 가래떡, 절편, 증편, 백설기

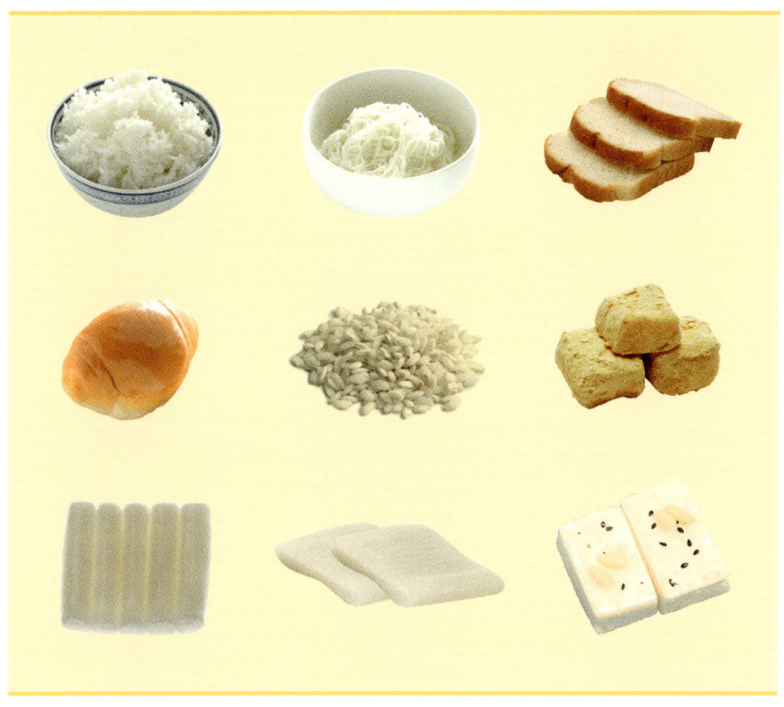

포기할 수 없는 당뇨 식단 5

콩팥 기능을 보호하기 위해 혈당 조절은 매우 중요한 역할을 합니다. 혈당 조절을 위해 나에 알맞은 식사량을 파악하고, 골고루 규칙적으로 식사하는 것이 필요합니다. 나에게 알맞은 하루 필요 열량은 표준체중을 확인하고, 비만도와 활동량을 고려하여 구하게 됩니다.

표준체중을 구하는 방법은?

표준체중은 사망률과 질환 발생비율이 가장 낮은 체중입니다.

남자 : 신장(m)×신장(m)×22 예 : 170(cm) 1.7×1.7×22=63.6kg	여자 : 신장(m)×신장(m)×21 예 : 160(cm) 1.6×1.6×21=53.8kg

- 나의 표준체중은? _____ kg

비만도 알아보기

체중 평가(%) = 현재체중 ÷ 표준체중 × 100

체중 평가표(%)	가벼운 활동
저체중	90% 미만
정 상	90~110%
과체중	110% 초과

나의 하루에 필요한 칼로리 구하는 방법

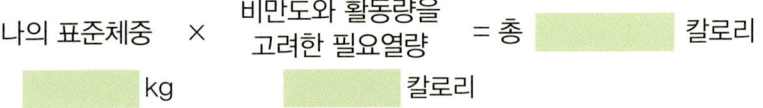

나의 표준체중 ☐ kg × 비만도와 활동량을 고려한 필요열량 ☐ 칼로리 = 총 ☐ 칼로리

체중 평가	가벼운 활동 (거의 앉아서 일하는 경우)	중간 정도의 활동 (걷기, 자전거 타기 등 정기적으로 하는 경우)	심한 활동 (달리기, 수영 등 4~5회/주 이상하는 경우)
과체중	20~25kcal/kg	30kcal/kg	35kcal/kg
정 상	30kcal/kg	35kcal/kg	40kcal/kg
저체중	35kcal/kg	40kcal/kg	45kcal/kg

균형적인 식사하기

나에게 알맞은 하루 필요열량을 구했다면 그에 맞는 균형적인 식사가 필요합니다. 콩팥 합병증이 동반되면 기존의 당뇨식을 그대로 적용할 수 없습니다. 앞에서 살펴본 것과 같이 콩팥병 단계에 따라 칼륨과 인의 섭취에 주의가 필요하고 단백질도 정해진 양만큼만 섭취해야 합니다.

기존의 당뇨식에 비해 단백질 찬과 채소 찬의 섭취를 줄여야 하므로 열량 보충을 위해 밥의 섭취량을 늘립니다. 밥은 잡곡밥 대신 쌀밥으로 합니다. 탄수화물 섭취량이 증가하므로 기존에 비해 혈당 상승이 될 수 있으나, 주식인 밥의 양을 늘리지 않으면 단백질의 손실 가능성이 있으므로 권장받은 대로 밥의 섭취량을 늘립니다.

혈당이 계속 조절이 되지 않는다면 내분비내과 주치의와 상의하여 치료법을 변경 할 수도 있을 것입니다. 또한 음식의 간은 저염식으로 1일 3g의 소금을 사용하여 조리합니다.(한끼 당 1g의 소금으로 조리합니다.)

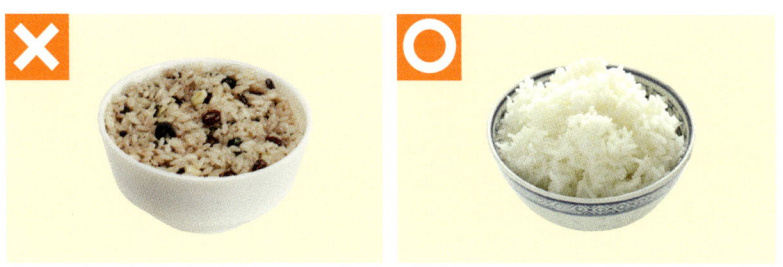

당뇨 콩팥병 식사의 예시

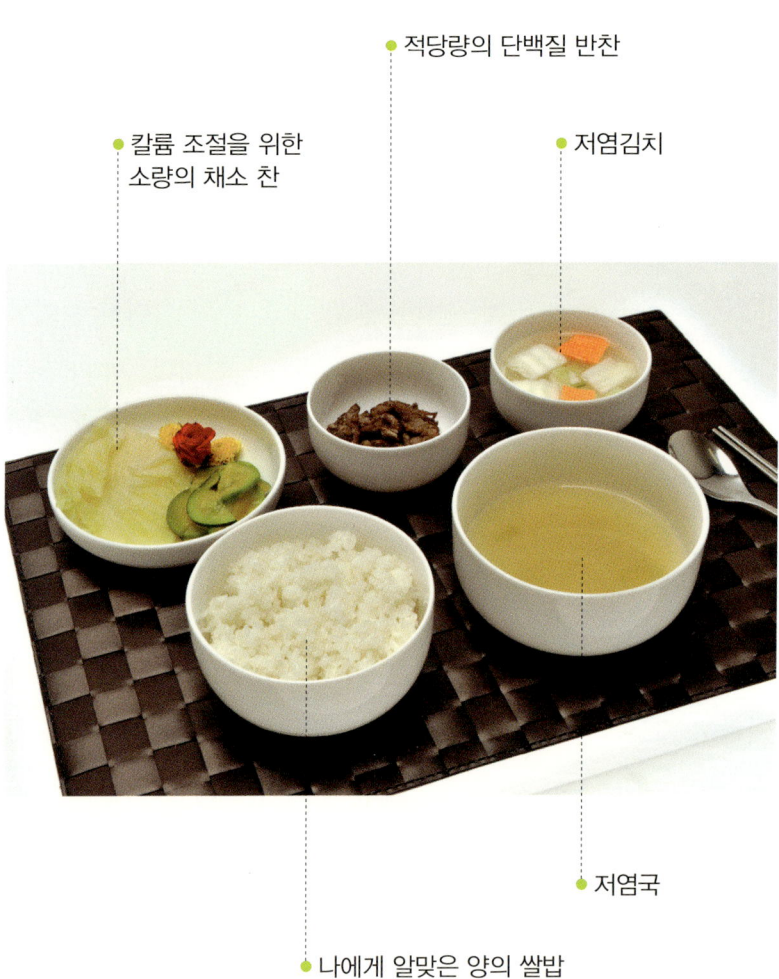

- 적당량의 단백질 반찬
- 칼륨 조절을 위한 소량의 채소 찬
- 저염김치
- 저염국
- 나에게 알맞은 양의 쌀밥

🍴 식품군별 주요 영양소 알아보기

구분	식품양 (1교환단위)	칼로리 (kcal)	탄수 화물	단백질	지방	칼륨 (mg)	인 (mg)	나트륨 (mg)
곡류군	밥 1/3공기	100	23	2	–	30	30	2
어육류군	고기 1토막 생선 1토막	저지방군 50	–	8	2	120	90	50
		중지방군 75	–	8	5			
		고지방군 100	–	8	8			
채소군	채소 70g	20	3	2	–	100 ~ 400	20	미량
지방군	기름 1작은스푼	45	–	–	5	0 ~ 25	0 ~ 30	0
우유군	우유 200mL	125	10	6	7	300	200	100
과일군	사과(소) 1/2개(80g)	50	12	–	–	100 ~ 400	20	미량

🍴 식사계획 점검해 보기

다음은 당뇨병 환자와 콩팥 합병증을 동반한 당뇨병 환자의 식단 구성입니다. 차이점을 잘 살펴보기 바랍니다.

당뇨만 있는 남성의 표준 식사량 1800칼로리의 예

식품군	하루 총 교환단위	아침	점심	저녁
곡류군	8	2단위 2/3공기(140g)	3단위 1공기(210g)	3단위 1공기(210g)
어육류군	5	1토막	2토막	2토막
채소군	7	2~3접시	2~3접시	2~3접시
지방군	4	1	1.5	1.5
우유군	2	저지방 우유 1개 또는 달지 않은 두유 1개		저지방 우유 1개 또는 달지 않은 두유 1개
과일군	2	사과 1/2개		바나나 1/2개

당뇨 콩팥병이 있는 남성의 표준 식사량 1800칼로리의 예

식품군	하루 총 교환단위	아침	점심	저녁
곡류군	10	3단위 1공기(210g)	3.5단위 1공기 이상(245g)	3.5단위 1공기 이상(245g)
어육류군	3	1토막	1토막	1토막
채소군	4	1~1.5접시	1~1.5접시	1~1.5접시
지방군	6	2	2	2
우유군	1			저지방 우유 1개 또는 달지 않은 두유 1개
과일군	1	사과 1/2개		

※ 밥의 양을 늘리기 어려운 경우 같은 양의 곡류군 간식으로 섭취

달라진 점! 발견하셨나요?

❶ 밥 섭취권장량은? 증가(　) 감소(　)　❷ 단백질 섭취권장량은? 증가(　) 감소(　)
❸ 채소 찬 섭취권장량은? 증가(　) 감소(　)
❹ 지방군 섭취권장량은? 증가(　) 감소(　)　정답 : 1. 증가　2. 감소　3. 감소　4. 증가

당뇨만 있는 여성의 표준 식사량 1600칼로리의 예

식품군	하루 총 교환단위	아침	점심	저녁
곡류군	8	2단위 2/3공기(140g)	3단위 1공기(210g)	3단위 1공기(210g)
어육류군	5	1토막	2토막	2토막
채소군	7	2~3접시	2~3접시	2~3접시
지방군	4	1	1.5	1.5
우유군	1			저지방 우유 1개 또는 달지 않은 두유 1개
과일군	1	사과 1/2개		

당뇨 콩팥병이 있는 여성의 표준 식사량 1600칼로리의 예

식품군	하루 총 교환단위	아침	점심	저녁
곡류군	9	3단위 1공기(210g)	3단위 1공기(210g)	3단위 1공기(210g)
어육류군	3	1토막	1토막	1토막
채소군	4	1~1.5접시	1~1.5접시	1~1.5접시
지방군	5	1	2	2
우유군	1		저지방 우유 1개 또는 달지 않은 두유 1개	
과일군	1	사과 1/2개		

달라진 점! 발견하셨나요?
❶ 밥 섭취권장량은? 증가(　) 감소(　)　❷ 단백질 섭취권장량은? 증가(　) 감소(　)
❸ 채소찬 섭취권장량은? 증가(　) 감소(　)
❹ 지방군 섭취권장량은? 증가(　) 감소(　)　정답 : 1. 증가　2. 감소　3. 감소　4. 증가

🍴 외식 시 주의사항

식당의 음식은 집밥에 비해 소금과 단백질 함유량이 많습니다. 따라서 가급적 피하는 것이 좋으나 불가피하게 외식을 하는 경우는 다음 사항을 유의하여 가급적 염분 섭취와 과다한 단백질 섭취가 되지 않도록 주의합니다.

🍴 **탕류** : 갈비탕, 곰탕, 설렁탕, 삼계탕

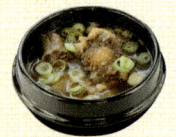 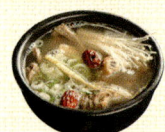 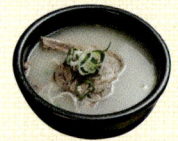 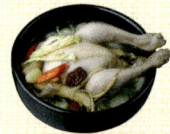

주의점

- 소금을 넣지 않습니다.
- 김치류는 소량만 먹습니다.
- 건더기 위주로 먹고, 국물은 많이 남깁니다.
- 탕에 있는 고기는 한끼 허용량만 먹습니다.
- 혈중 인이 높은 경우에는 탕류는 가급적 먹지 않습니다.

🍽 **구이, 튀김류** : 불고기, 갈비, 돈가스, 닭튀김

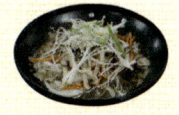 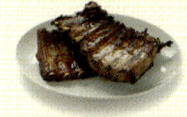 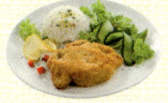 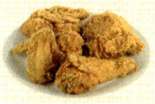

주의점

- 고기섭취량은 1일 단백질 허용량만 먹습니다.
- 혈중 칼륨이 높을 경우, 쌈채소는 과다 섭취하지 않도록 주의합니다. 튀김 옷은 염분 함량이 많으므로 벗기고 먹습니다.

🍽 **분식류** : 콩국수, 떡국, 냉면, 메밀국수, 우동, 김밥

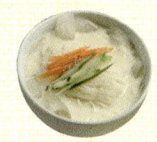 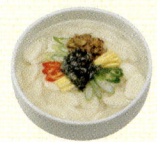 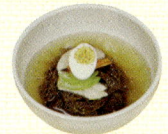 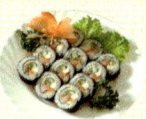

주의점

- 국물, 양념장, 김치류는 소량만 먹습니다.
- 냉면과 메밀국수는 특히 인과 칼륨이 높은 메뉴이므로 주의합니다.

🍴 중식 : 볶음밥, 탕수육

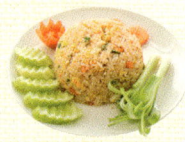 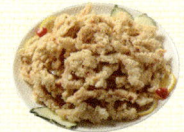

주의점

- 소스는 따로 소금 넣지 않도록 주문합니다.
- 자장소스는 염분, 당분 함량이 높으므로 덜어내고 먹습니다.
- 고기, 해산물, 두부 등은 1일 단백질 권장량 내에서 먹습니다.
- 염분, 화학조미료 사용량이 많으므로 가급적 삼가합니다.

이것만은 꼭 알아둡시다

혈압조절에 도움이 되는 저염식이 매우 중요합니다. 또한 혈당 조절과 칼륨 조절이 필요한 단계의 만성 콩팥병 환자에서는 조리법을 숙지하여 실제 식사 섭취에 적용하는 것이 필요합니다.

단백뇨가 많아지거나 사구체여과율이 많이 감소하면 부종이 더 잘 생기지만 병의 상태는 비슷한데도 부종이 더 심해지는 경우가 있습니다. 염분 섭취가 많아졌을 때, 부종을 유발하는 약을 복용하였을 때 부종이 악화됩니다. 갑자기 부종이 심해진 경우, 최근 식사 패턴을 확인하고 새로 복용한 약이 없는지 점검해 봅니다. 뚜렷한 원인이 없다면 전문의와 상의 합니다.

귀를 닫자!
민간요법이나 건강보조식품 6

TV, 인터넷 등의 매체를 통해 특정 음식이 콩팥 보호효과가 있는 것처럼 포장되는 경우가 많지만, 특정 음식을 과다 섭취하는 것은 영양불균형을 초래하고 콩팥에 오히려 해로울 수 있습니다. 특히 콩팥에 좋다고 이야기 하는 ○○즙, ○○엑기스, ○○달인 물 등을 복용 하거나 비타민 섭취를 과다하게 하면 콩팥에 부담을 주게 되므로 반드시 피해야 합니다. 이뇨작용을 목적으로 옥수수수염 달인 물, 늙은 호박 달인 물 등은 칼륨이 농축되어 있으므로 섭취를 주의해야 합니다.

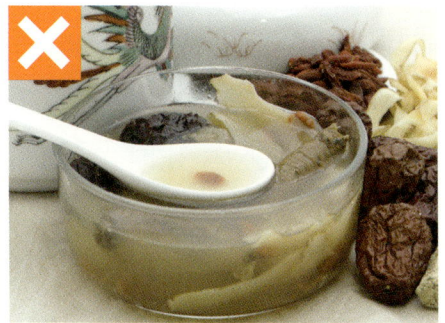

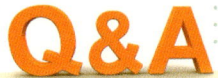

❓ 소금대신 죽염을 사용하면 더 많은 양을 사용하여도 괜찮은가요?

죽염의 염분 함량은 일반 소금과 큰 차이가 없습니다. 따라서 죽염을 사용하는 경우에도 일반 소금과 동일하게 줄여 사용할 것을 권장하며, 대신 고춧가루, 고추냉이, 후추, 겨자, 와사비, 식초, 설탕(혈당 조절이 필요한 경우에는 인공감미료), 고소한 기름류를 적절히 사용하기 바랍니다.

❓ 저염 소금을 이용해도 괜찮을까요?

소금은 염화나트륨(NaCl)로 구성되어 있는데 저염 소금은 나트륨의 함량을 줄이기 위해 그만큼의 칼륨(K)으로 대체되어 있기 때문에 칼륨 함량이 높습니다. 만성 콩팥병으로 진단받았더라도 1~2기 정도로 혈중 칼륨 조절에 문제가 되지 않는 상태라면 의사 및 전문 영양사의 도움을 받아 사용 가능한 양을 조언 받기 바랍니다. 그러나 혈중 칼륨 농도가 높은 경우라면 사용하지 않는 것이 바람직 합니다.

❓ 콩팥 기능이 저하되었다면 수분 섭취에 제한이 있나요?

지나치게 수분 섭취를 적게 하면 탈수에 빠져 콩팥 기능이 악화될 수 있으므로 주의해야 합니다. 반면에 과도한 수분 섭취는 저나트륨혈증을 유발할 수 있습니다. 따라서 갈증을 느끼지 않을 만큼의 수분 섭취가 적당합니다. 콩팥 요로 결석이 있는 경우는 충분한 수분 섭취가 도움이 될 수 있으므로 의료진과 상의하도록 합니다.

금주가 왜 필요한가요?

술을 마시면 혈압이 올라가고 술안주로 먹는 음식들에 염분 함량이 높아 체내 수분 저류를 일으켜 부종이나 단백뇨를 증가시킬 수 있습니다. 따라서 술은 주 1~2회, 남자는 2잔 이내, 여자는 1잔 이내로 마시도록 합니다.

알코올 음료별 기준 양

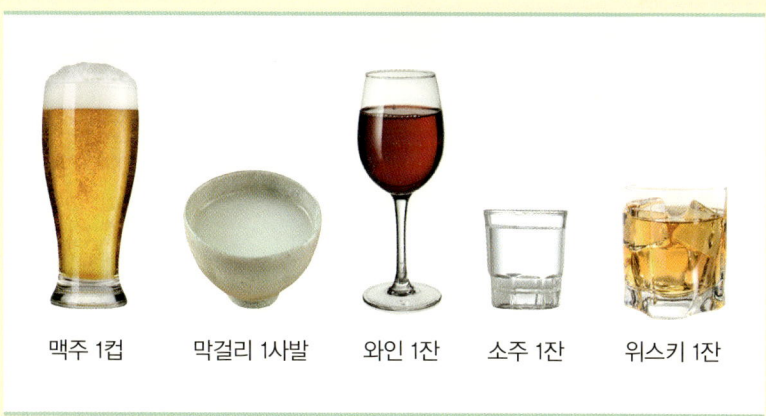

맥주 1컵   막걸리 1사발   와인 1잔   소주 1잔   위스키 1잔

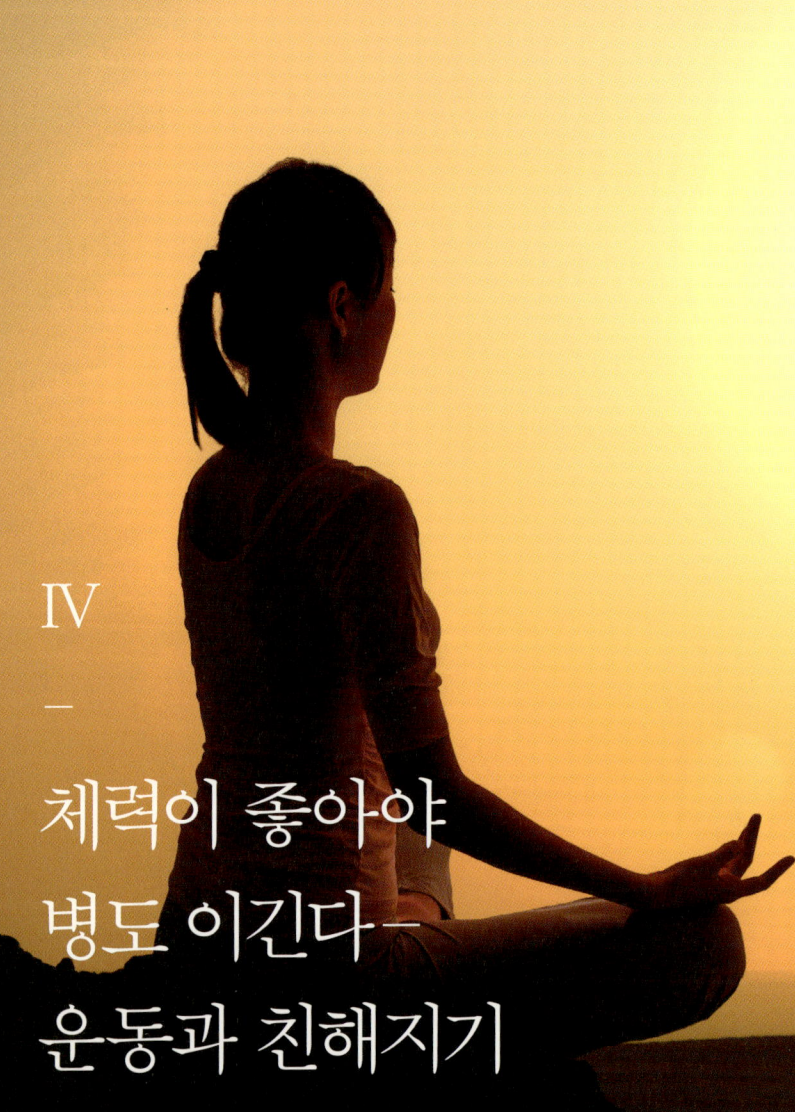

IV

체력이 좋아야
병도 이긴다 -
운동과 친해지기

운동은 혈당조절뿐만 아니라 만성 콩팥병 환자에게서 흔히 발생하는 심혈관질환, 뇌졸중, 고혈압, 우울증 감소 등 많은 이점을 가져올 수 있습니다.
최근의 연구에 따르면 운동이 일반인들보다 콩팥병 환자들에게 훨씬 더 중요하다는 보고가 있으며, 운동을 통해 많은 투석 및 이식 환자들이 자신의 체력이 증진된 것을 발견하였습니다.
그러나 당뇨병성 콩팥 합병증이 동반된 환자는 운동을 시작하기 전 당뇨병 전문의와 상담 후 운동 계획을 세워 실천하는 것이 안전하고 효과적입니다.

1. 운동 – 이렇게 하면 좋습니다
2. 만성 콩팥병 환자가 운동할 때 주의할 점은?
3. 허리 및 허벅지 근육 강화 운동

운동 - 이렇게 하면 좋습니다 1

건강한 사람이라도 장기간에 걸쳐 움직이지 않으면 체내의 단백질, 특히 근육의 단백질이 소실되고 뼈로부터 칼슘이나 인이 유리되어 근력이 저하됩니다. 반대로 계속적으로 운동을 하게 되면 심폐기능이나 근력이 증가함과 동시에 당 지방 대사를 활발하게 하고 단백질 대사에도 좋은 영향을 주어서, 건강증진이나 성인병 예방에 유익하다고 알려져 있습니다. 뿐만 아니라 운동은 당뇨병, 심근경색, 비만증 등의 질병 개선이나 질병에 따른 합병증 방지에도 효과적입니다.

운동을 새로 시작할 때에는 낮은 강도로 시작하여 체력 수준의 증가와 몸 상태에 따라서 운동시간, 운동강도, 운동빈도를 점진적으로 늘리는 것이 좋습니다. 권장되는 운동은 '등에 약간 땀이 나면서 옆 사람과 이야기하는 것이 가능할 정도'의 강도로 수영, 산책, 자전거 타기 등과 같은 유산소 운동을 20~30분 정도 주 5회 이상 하는 것입니다. 운동 시작하기 전, 후에는 스트레칭을 통해 신체 손상을 예방하고 근육을 강화하는 것이 좋습니다. 스트레칭 역시 무리한 동작은 피하고 할 수 있는 동작부터 5~10분 정도 실시합니다. 이렇게 보통 4주 정도의 운동기간이 지나면 효과가 나타나기 시작하고 16~26주 정도가 지나면 큰 효과를 볼 수 있습니다. 이렇게 운동을 실천하면 삶의 질이 향상되고 근육을 키울 수 있으며 체중 감량 및 혈압, 혈당의 조절에도 많은 도움이 됩니다. 또한 당뇨 콩팥병으로 저하된 체력을 회복시켜주며, 체력의 유지, 향상을 통해 활발한 사회 생활을 할 수 있도록 도와주기 때문에 자신에게 알맞은 운동을 찾아서 꾸준히 하는 것이 매우 중요합니다.

운동할 시간이 부족하다면?

- TV 시청을 하면서 실내 자전거를 탑니다.
- 엘리베이터 대신 1~2층 정도는 계단을 이용합니다.
- 가까운 거리는 차를 타지 않고 걷는 것이 좋습니다.
- 여러 사람과 같이 즐길 수 있는 운동을 합니다.
- 일상 생활에서 운동을 실천합니다.
  예: 아이와 놀아주기, 집안 대청소 하기, 마트에서 장보기 등

만성 콩팥병 환자가 운동할 때 주의할 점 2

당뇨병성 콩팥 합병증이 동반된 경우 고강도의 장시간 운동은 심장에서 박출된 혈류가 근골격계로 재 분포 되어 콩팥으로 가는 혈류량이 25%가량 감소하게 됩니다. 이는 콩팥 기능의 부담을 초래하게 되며 또한 고강도의 무리한 운동은 단백뇨의 증가를 동반 할 수 있습니다. 따라서 만성 콩팥병 환자들은 고강도, 장시간 운동은 피하도록 해야 합니다. 망막증이 동반된 당뇨 콩팥병 환자는 허리선 아래로 머리를 낮게 구부리는 운동이나 순간적으로 힘을 가하는 격렬한 운동(예: 웨이트 트레이닝)은 혈압을 지나치게 높이는 원인이 될 수 있으므로 피하도록 합니다.

투석 환자들은 체력 수준이 낮은 경우가 많은데, 이는 삶의 질 저하로 이어질 수 있습니다. 실제 혈액투석 환자들의 유산소 운동 능력 및 체력 수준은 건강한 좌식 생활자의 절반 수준이라는 보고가 있습니다. 그러나 많은 연구들에서 투석 환자들이 운동을 통해 기대 이상의 효과를 보는 것으로 나타났습니다. 앞에서도 강조했듯이 처음부터 무리한 강도의 장시간 운동은 피하도록 하고 준비운동, 저강도 유산소 운동, 마무리 스트레칭을 항상 포함시켜 운동 계획을 세웁니다.

무엇보다 중요한 것은 운동 중간 중간 충분한 휴식을 취하여 피로가 쌓이지 않게 주의 해야 합니다. 주로 걷기나 자전거 등의 대근육을 사용하는 유산소 운동이 좋으며, 처음에는 10분간 지속, 점진적으로 30분 이상의 운동을 소화할 수 있는 체력을 기르도록 합니다. 특히 복막투석을 하는 환자들은 2L 정도의 투석액을 복강 내에 가지고 있어야 하므로 배를 앞으로 내밀게 되어 요추 전만의 자세로 인해 요통을 호소하는 경우가 많습니다. 이를 예방하기 위해서는 유산소 운동뿐 아니라 허리와 관련된 스트레칭과 근력 강화 운동을 무리하지 않는 범위 내에서 꾸준히 실시하는 것이 중요합니다.

신장 이식 후에는 심각한 거부 반응이 없다면 보통 6~8주 뒤 신체 활동을 시작하는 것이 좋으며 몸 상태에 따라 점진적으로 운동 시간을 늘려가도록 합니다.

허리 및 허벅지 근육 강화 운동 3

허리 및 허벅지 근육 강화 운동은 약해진 복근, 허벅지 근육의 강화를 도울 수 있습니다. 운동 시 복부에 통증이 느껴지지 않는 강도로 하고, 운동 중 호흡을 참지 말고 반복적으로 하여 복강 내 압력이 증가하지 않도록 주의해야 합니다.

이것만은 꼭 알아둡시다

근력 소실 방지와 우울증 예방과 치료를 위해 주기적이고 신체에 무리가 가지 않는 범위내에서의 운동은 반드시 필요합니다.

한 쪽 다리 몸 쪽으로 잡아당기기

누워서 한쪽 다리를 구부리고 양손으로 당겨 줍니다. 무릎 통증이 있을 경우 허벅지를 잡고 당겨 주는 것이 좋습니다. 15~30초 정도 하는 것이 좋습니다.

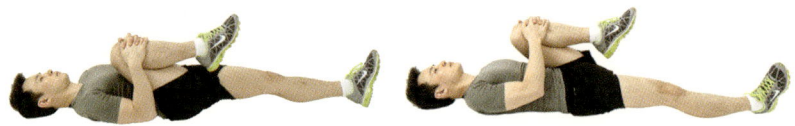

몸통 비틀기

무릎을 세운 상태에서 한쪽 방향으로 최대한 내려 줍니다. 이 때 양발의 복숭아 뼈끼리는 맞닿는 것이 좋고, 상체는 움직이지 않게 고정시킨 상태에서 하는 것이 좋습니다. 15~30초 정도 해주는 것이 좋습니다.

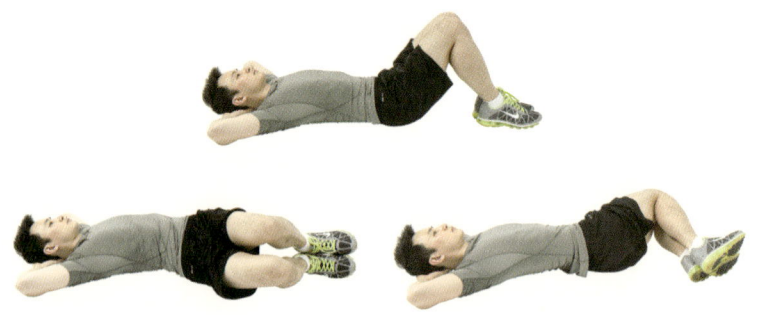

복근에 힘주고 버티기

한쪽 다리를 구부린 상태에서 몸쪽으로 힘을 줍니다. 이 때 반대쪽 손을 이용하여 다리를 밀어 줍니다. 양쪽의 힘이 균형을 이루게 하여 복근에 힘을 준 상태로 10초를 버팁니다. 각 동작은 10회 반복, 2세트를 하는 것이 좋습니다.

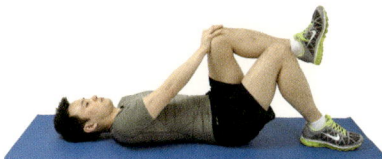 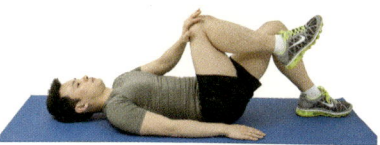

허리 눌러주기

누운 상태에서 다리는 어깨 넓이로 벌리고 복근에 힘을 준 상태에서 바닥을 허리로 10초 동안 눌러서 버틴 후 힘을 뺍니다. 각 동작은 10회 반복, 2세트를 하는 것이 좋습니다

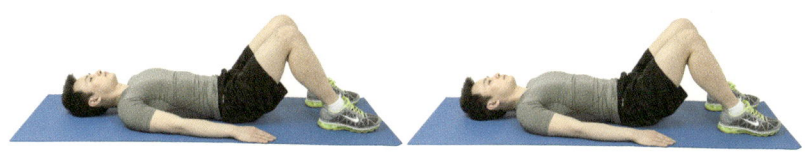

허리로 바닥을 눌러줍니다

허벅지 근육 강화 운동(스쿼트)

- 다리를 어깨 넓이로 벌리고 편안하게 선 후 손은 팔짱을 낍니다.
- 엉덩이를 뒤로 밀면서 천천히 무릎을 굽혀 허벅지가 지면과 평형이 될 때까지 내려갔다 올라옵니다. 이 때 양무릎이 발가락 보다 앞으로 나오지 않게 합니다. 각 동작은 10회 반복, 2세트를 하는 것이 좋습니다.

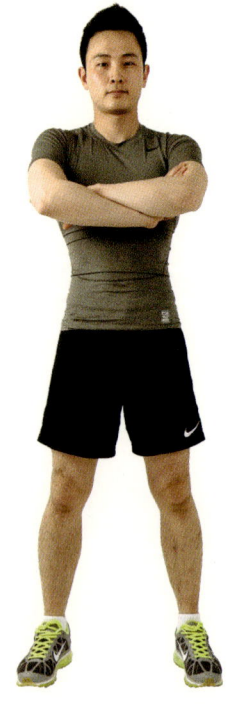

허리는 꼿꼿이 세웁니다

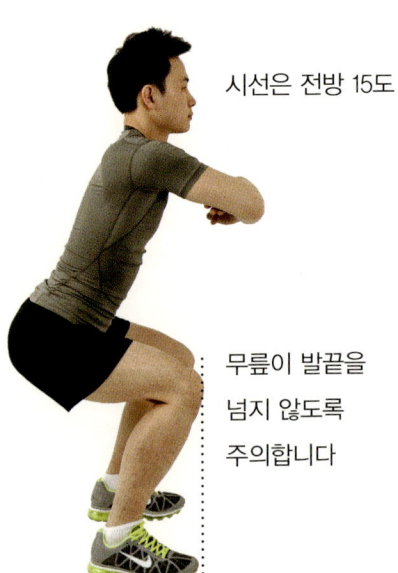

시선은 전방 15도

무릎이 발끝을 넘지 않도록 주의합니다

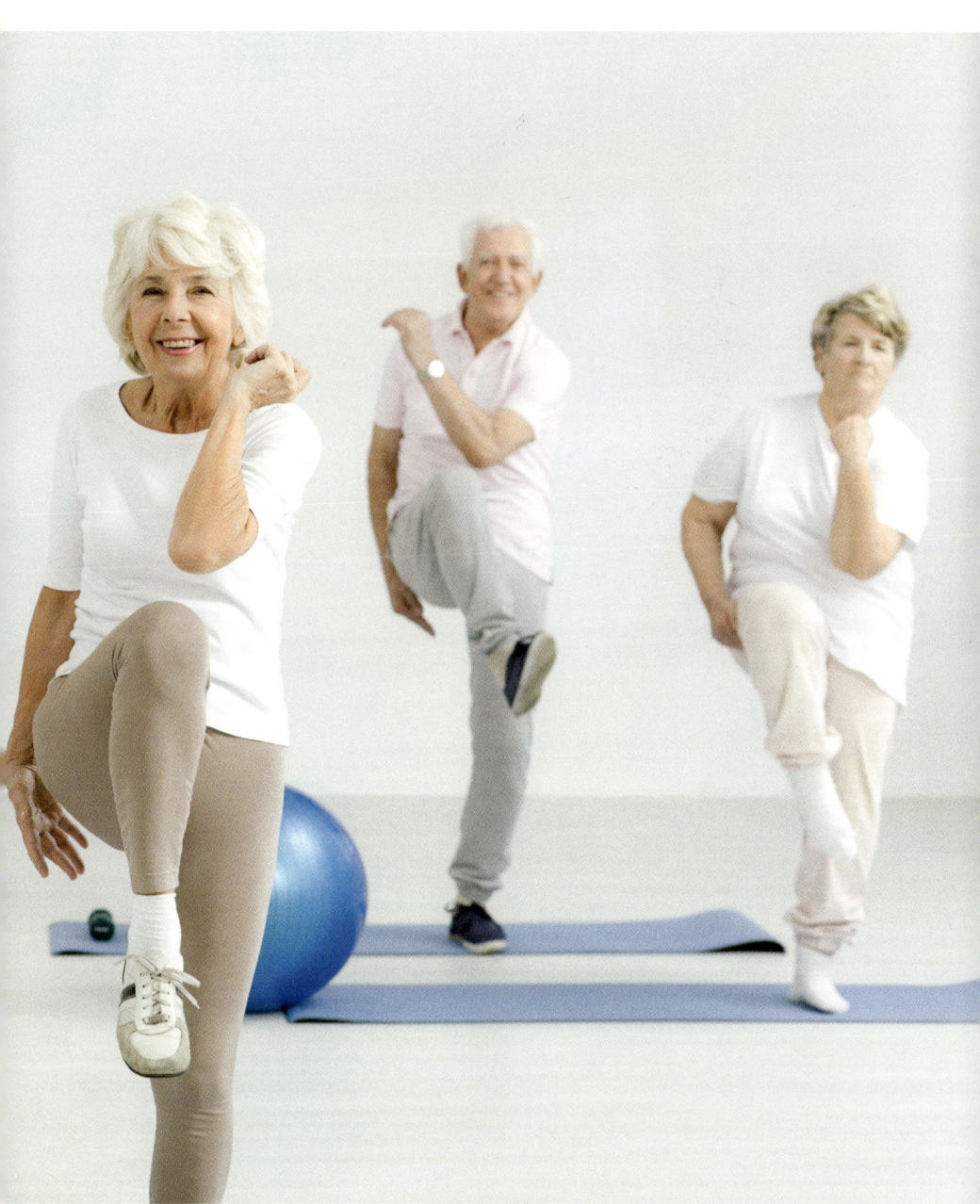

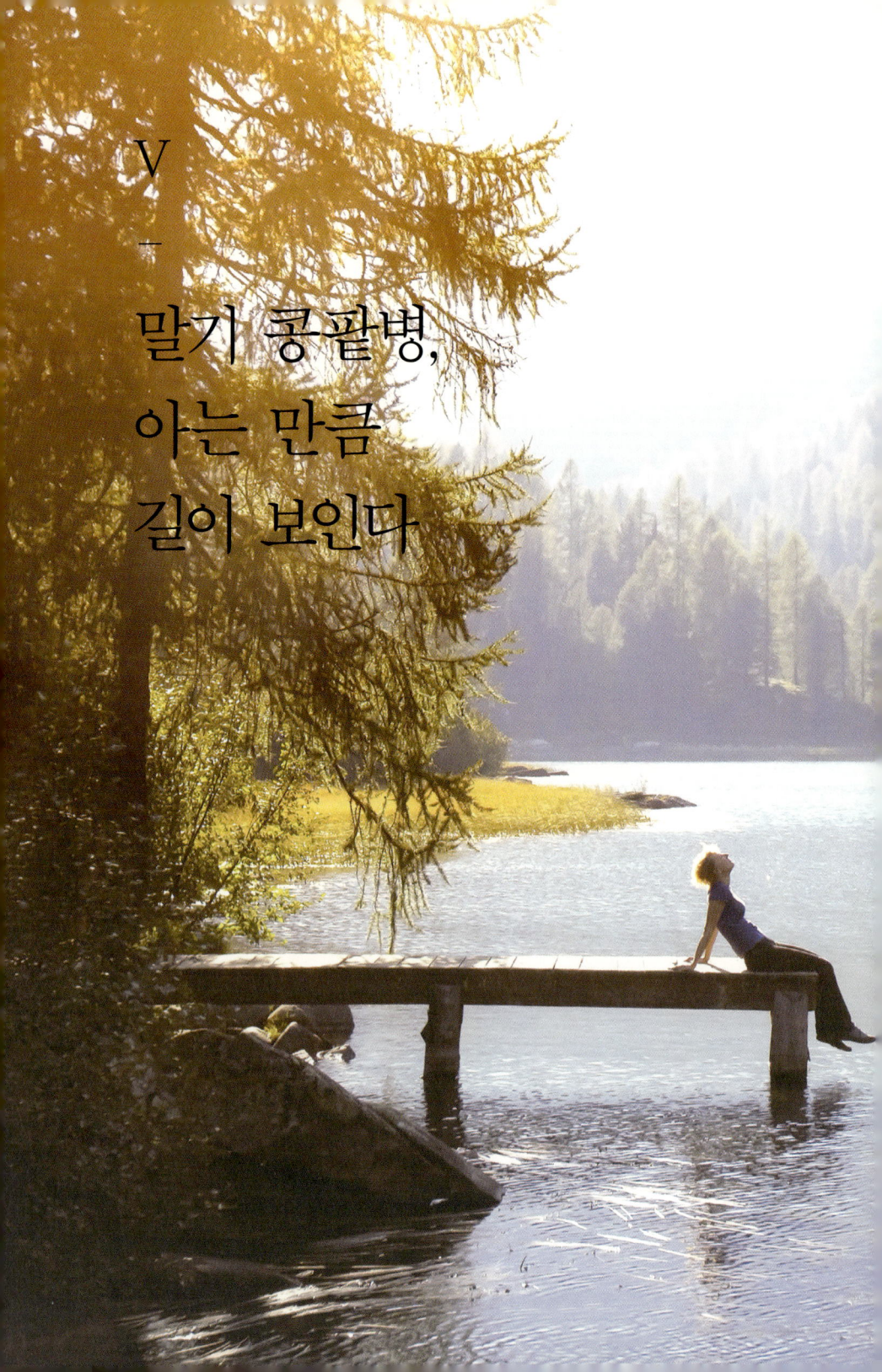

V
말기 콩팥병, 아는 만큼 길이 보인다

콩팥 기능이 10~15% 이하로 저하되면 콩팥을 대체할 수 있는 치료를 시작해야 합니다. 치료 방법으로는 혈액투석, 복막투석, 콩팥 이식 등이 있습니다.
자신에게 가장 적합한 치료 방법을 선택하기 위해서는 나의 몸 상태와 치료 방법의 특성을 이해하고, 긍정적인 마음자세로 의료진과 상의하는 것이 필요합니다.

1. 혈액투석 심층해부
2. 복막투석 심층해부
3. 스스로 점검하는 내 몸 상태
4. 검사 결과 이해하기
5. 몸보다 더 아픈 마음 달래기
6. 콩팥 이식 심층해부

콩팥을 대신 할 수 있는 치료를 시작해야 하는 경우는?

콩팥 기능이 점차적으로 나빠져 정상의 10~15% 이하로 저하되면 요소, 크레아티닌, 기타 대사산물이 혈액 내에 축적되면서 요독 증상이 발생하게 됩니다. 흔한 초기 증상은 식욕 부진, 야뇨증, 수면 장애, 피로감, 소화 장애 같이 우리가 대수롭지 않게 생각할 수 있는 증상들입니다. 그러나 요독증이 심해지면 메스꺼움, 가려움증, 구토, 부종, 전신 위약감이 나타나고 기억력 감퇴등을 보이다가 호흡 곤란, 심기능 장애, 경련, 혼수와 같은 심각한 증상까지 초래할 수 있습니다. 이러한 증상은 식사요법이나 약물요법으로 치료되기 어렵기 때문에 반드시 콩팥의 기능을 대신 할 수 있는 치료가 필요합니다.

치료방법은 혈액투석, 복막투석, 콩팥 이식이 있으며 의료진과 상의하여 자신에게 가장 적합한 치료 방법을 선택하여 치료하면 건강하고 활동적인 생활을 할 수 있습니다.

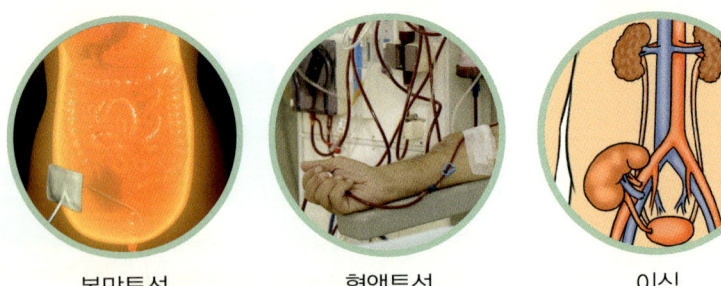

복막투석 혈액투석 이식

콩팥 기능이 저하되었을 때의 증상들

눈: 시력 장애, 안저출혈

뇌: 의식 장애, 경련, 흥분, 불면, 두통

입: 암모니아 같은 입냄새, 구내염, 미각이상

얼굴: 얼굴 부종, 안색변화(황토색), 빈혈증

폐: 기침, 호흡 곤란, 흉수, 폐부종, 감염증

심장: 심비대, 심부전, 흉통, 두근거림, 고혈압

콩팥: 핍뇨, 무뇨

피부: 건조, 가려움증, 색소침착

말초신경: 저림, 감각이상

뼈: 저칼슘혈증, 고인혈증, 관절통, 골병변

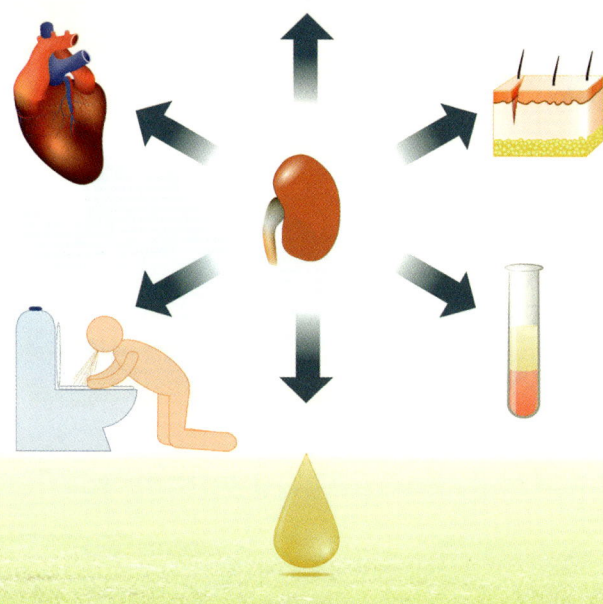

혈액투석 심층해부 1

말로만 들어본 혈액투석

혈액투석이란 투석기(인공 콩팥기)와 투석막을 이용해 혈액으로부터 노폐물을 제거하고 신체 내의 전해질 균형을 유지하면서 과잉 수분을 제거하는 방법을 뜻합니다. 혈액투석의 원리는 반투과성막(투석막)을 경계로 양측에 환자의 혈액과 일정한 성분으로 조성된 투석액을 반대 방향으로 통과시켜 혈액 내의 노폐물을 농도 차이에 의해 제거하고(확산) 일정한 압력을 가해 과다 수분을 제거(한외여과)하는 원리를 이용합니다.

혈액투석은 콩팥의 모든 기능을 대신해 주는 것이 아니라 노폐물과 수분 제거, 전해질 조절, 혈액의 산도를 일정하게 유지하는 기능만을 대신해 줍니다. 또한 정상적인 콩팥은 24시간 쉬지 않고 활동하고 있으나 투석은 일주일에 12~15시간만 치료를 하므로 식사요법(예: 저염식이, 저칼륨식이, 수분조절)과 자기 관리(약 복용, 운동 등)가 필요합니다.

혈액투석은 병원에 방문하여 일반적으로 주 3회, 한 번에 4시간씩, 총 12시간 투석을 받게 되며, 몸 상태에 따라 투석 시간과 횟수를 조정할 수 있습니다. 혈액투석을 받는 동안 TV 시청이나 독서, 수면 등은 모두 가능합니다.

혈액투석의 시작

검사 소견으로 혈청 크레아티닌 농도가 10 mg/dL 정도, 사구체여과율 10 mL/min 이하가 되면 신기능이 5~10% 정도만 남은 상태로 투석을 고려합니다. 또한 고칼륨혈증, 대사성산증, 체액량 증가에 의한 폐부종, 호흡 곤란, 심한 오심, 구토 및 요독증에 의한 심외막염, 뇌병증, 말초신경 장애 등이 다른 방법으로 조절되지 않을 때 투석치료 시작을 고려합니다.

잔여 콩팥 기능이 어느 정도 남아있을 때 투석을 시작하면 환자가 투석치료에 더 잘 견딜 수 있고 합병증 조절과 삶의 질 향상에 도움이 됩니다. 앞으로 콩팥 이식 등을 고려한다면 더 나은 전신상태를 유지하는 것이 중요하므로 심한 요독증상이 나타나기 전에 투석치료를 시작하는 것이 좋습니다. 혈액투석을 위해서는 투석이 예측되는 최소 6~8주 전에 동정맥루(A-V fistula) 준비를 해야 하므로 그 전부터 콩팥 전문의의 진료를 받아야 합니다.

혈액투석의 실제

대부분의 환자는 투석기계가 있는 병원(개인병원이나 종합병원)에 다니며 혈액투석을 받습니다. 한 번 투석하는데 보통 4시간이 소요되며 투석하는 동안 한쪽 팔에 주사바늘을 꽂은 채 눕거나 앉아 있어야 합니다. 환자는 이 상태에서 식사나 독서, 음악 감상, TV 시청을 할 수 있습니다. 중간에 급하게 화장실을 가는 경우 혈액투석을 잠깐 중단하고 다녀올 수 있지만 가급적 대소변을 보고 투석을 시작하는 것이 좋습니다.

혈액투석 횟수는 보통 일주일에 3번으로 월, 수, 금 혹은 화, 목, 토로 실시하며 각각 아침 일찍 시작하는 오전반과 점심 시간에 시작하는 오후반이 있습니다. 직장에 다니는 환자를 위해 야간에 투석을 시행하는 의료 기관도 있습니다.

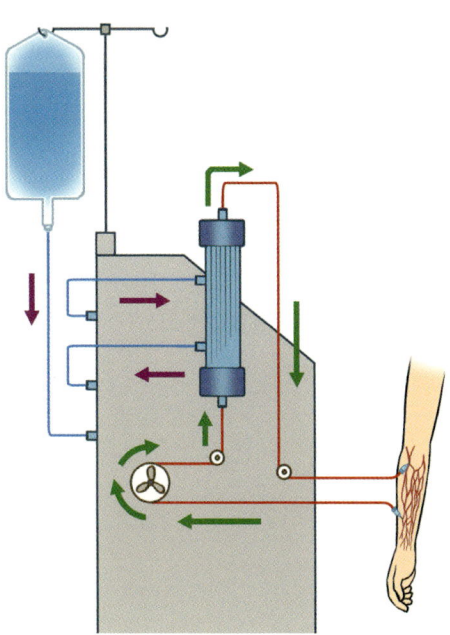

혈액투석의 경과

만성 콩팥병이 진행하여 투석요법을 시작하더라도, 혈액투석이 콩팥 기능을 되살리는 것은 아닙니다. 기능하지 못하는 콩팥을 대신하여 노폐물을 제거해 주는 역할을 하는 것이므로, 지속적인 투석치료가 필요합니다. 다만 일부 급성 콩팥병으로 투석하는 경우 콩팥 기능이 회복되면 투석을 중단할 수 있습니다. 혈액투석을 받으면 콩팥 기능 감소에 의해 나타났던 증상이 뚜렷하게 개선됩니다. 투석치료 전 의식장애나 경련이 있는 경우 의식이 돌아오고 경련도 재발하지 않습니다. 심한 구토나 두통도 해소되고 온몸의 부종, 호흡 곤란도 좋아집니다. 또한 투석을 거듭할수록 식욕이 회복되어 음식을 맛있게 먹을 수 있습니다.

하지만 모든 증상이 호전되는 것은 아닙니다. 일부는 약물 치료나 수술 등 더 특수한 치료가 필요할 수 있어 담당의사와 상의 해야 합니다. 대부분 환자가 비교적 정상적인 삶을 영위할 수 있으며 약 50%의 환자가 학업이나 직장 생활을 할 수 있습니다.

혈액투석의 생명선 – 혈관통로

혈액투석을 하기 위해서는 적절한 혈관통로가 있어야 합니다. 환자의 혈액이 분당 200~350 mL의 속도로 투석막에 들어와야 하므로 말초정맥으로는 불가능합니다. 일반적으로 혈관 수술을 통해 자가동정맥루 또는 인조 혈관을 만들거나 혈액투석용 도관 삽관으로 혈액투석을 위한 통로를 만들어야 하는데 이를 통틀어 '혈관통로' 라고 합니다. 자가동정맥루는 대개 환자 팔의 동맥과 정맥을 수술을 통해 서로 연결하여 정맥을 동맥화시켜서 만듭니다. 혈류가 충분한 혈관통로는 혈액투석 환자에게는 생명줄과 같습니다.

자가동정맥루나 인조혈관은 보통 수술 1~2개월 후에 사용이 가능하고, 도관은 삽입 후 바로 사용이 가능합니다. 혈관통로가 준비가 되어 있지 않은 경우에는 응급투석을 위하여 도관을 삽입하기도 하지만 미리 혈관통로를 준비하면 불필요한 입원 없이 안전하게 투석을 시작할 수 있고, 고통을 줄일 수 있으므로 미리 혈관통로를 준비하는 것이 좋습니다.

| 자가동정맥루 |

자가동정맥루는 수술을 통하여 자신의 동맥과 정맥 혈관을 연결하여 혈관을 굵게 만드는 통로를 말합니다. 혈액투석시 굵은 주사바늘을 혈관에 삽입하기 위해 필요한 조치로 동맥과 정맥이 연결되면 압력이 센 동맥혈이 정맥 내로 흘러 들어가 정맥 혈관을 굵어지게 하여 혈액투석에 사용할 수 있게 됩니다.

 자가동정맥루에서 흔히 사용하는 부위는 팔의 전박이나 상박입니다. 보통 오른손잡이인 경우는 왼손에, 왼손잡이인 경우는 오른손에 동정맥루를 만듭니다.

 일반적으로 인조혈관에 비해 비교적 오랜 기간 동안 사용할 수 있고 감염이나 혈전에 의해 혈관이 막히는 문제가 적은 편이기 때문에 일차적으로 선택하게 됩니다. 동정맥루 수술 예정인 팔에는 채혈, 정맥주사 등을 하지 않으며 피치 못할 경우, 손등에서는 채혈이 가능합니다.

 수술 후 2~3개월이 지나서 혈관이 잘 자라면 동맥측과 정맥측에 각각 바늘을 삽입하여 투석할 수 있으며, 동정맥루가 잘 형성되고 유지되도록 혈관 관리를 해야 합니다.

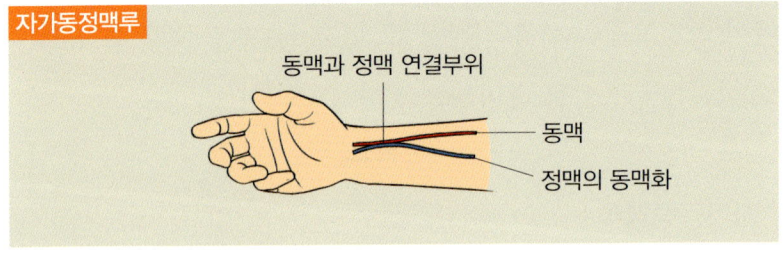

인조혈관

인조혈관은 고령이나 당뇨병 등으로 인해 혈관이 발달하지 않은 경우 동맥과 정맥 사이에 고어텍스로 만든 인조혈관을 삽입하는 것입니다. 동정맥루보다 수술 후 짧은 시간 내에 사용이 가능하지만 동정맥루에 비해 감염이나 혈전 등 합병증이 많은 단점이 있습니다.

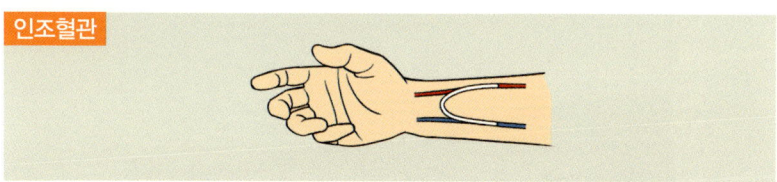

인조혈관

도관

급히 혈액투석이 필요하지만 혈관수술을 미리 하지 않은 당뇨 콩팥병 환자는 처음 투석할 때 목정맥에 굵은 카테터를 넣어 심장 가까이 위치시켜 투석을 시작합니다. 일반적으로 일시적인 통로로 사용되지만, 때로는 자가 동정맥루나 인조혈관이 불가능한 환자에게 있어서는 반영구적인 통로로 사용되기도 합니다. 도관은 삽입 후 바로 사용이 가능한 장점이 있습니다.

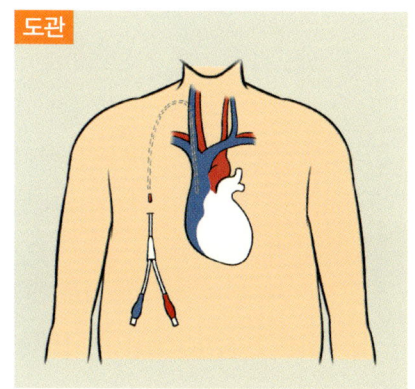

도관

성공적인 동정맥루를 준비하기 위해서는?

투석이 예측되는 시기로부터 6개월 전에 동정맥루를 미리 만드는 것이 좋습니다. 보통 오른손잡이인 경우는 왼손에, 왼손잡이인 경우는 오른손에 동정맥루를 만들게 되며 정맥루 수술 예정인 팔에는 채혈, 정맥주사 등을 하지 않도록 합니다. 동정맥루 수술을 받은 이후에는 혈압 측정도 피합니다.

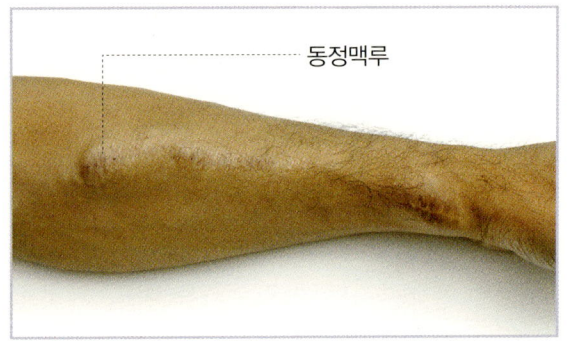

동정맥루

혈관통로가 있는 팔에 피해야 할 것

- 동정맥루가 있는 팔은 혈액이 많이 흐르므로 다치지 않도록 합니다.
- 동정맥루가 있는 팔에 혈압 측정, 채혈, 정맥주사 등을 절대 하지 않도록 합니다.
- 동정맥루가 있는 팔로 무거운것(7kg 이상)을 들지 않습니다.
- 동정맥루가 있는 쪽으로 팔베개를 하지 않습니다.
- 동정맥루가 있는 팔에 시계를 차거나 손목이 조이는 옷을 입지 않습니다.
- 동정맥루가 있는 팔에 생긴 딱지를 함부로 떼지 않습니다.

혈액투석의 장·단점

장점

- 병원의 의료진이 시행하므로 환자 자신이 수고할 필요가 없습니다.
- 통 목욕 및 수영이 가능합니다.
- 감염의 위험이 비교적 적습니다.
- 의료진과의 지속적인 만남이 가능합니다.

단점

- 주 2~3회 병원에서 투석을 받으며 1회 4시간 정도만 노폐물을 제거함으로써 심장 및 혈관에 부담을 줄 수 있습니다.
- 수분 섭취 및 식사량을 제한하여야 합니다.
- 투석 도중 항응고제를 투여하므로 출혈 등 부작용이 생길 수도 있습니다. 혈액투석을 하는 동안 혈액은 몸 밖으로 나오게 되며, 항응고제는 이때 혈액을 굳지 않게 하기 위해 사용되는 약으로 보통 헤파린이라는 약물을 투여하게 되는데 이로 인하여 출혈이 발생할 수 있습니다. 출혈 경향이 있거나 수술 등의 이유로 헤파린을 사용할 수 없는 경우에는 특수한 다른 방법으로 투석을 시행하게 됩니다.
- 혈관통로가 준비되어 있어야 하며 장기간 사용시 혈관통로가

막히는 부작용이 생길 수 있습니다.
- 치료할 때마다 바늘을 삽입해야 합니다.

혈액투석의 비용

산정특례적용으로 본인 부담금은 전체 보험수가의 10%입니다. 비용은 월 20만원 정도이며, 조혈제, 검사비, 약값 등의 비용이 추가됩니다.

혈액투석의 부작용과 후유증

혈액투석을 받는 동안 저혈압이 발생할 수 있는데 혈압이 갑자기 떨어지면서 어지럽고 메스꺼우며 식은 땀이 나고 변의를 느끼기도 합니다. 심하면 다리에 '쥐'가 나는 것처럼 근육통이 생기기도 합니다. 투석 중 저혈압의 원인은 아주 다양하며 주로 체중이 많이 늘어 난 상태에서 투석하는 경우 수분이 많이 제거될 때 잘 발생 합니다. 따라서 너무 짜게 먹거나 많이 먹어서 투석간 체중이 많이 늘지 않도록 조심해야 합니다.

환자마다 차이가 크지만 대개 4시간 투석 중 3~4kg 이상을 제거하기는 쉽지 않습니다. 또는 몸이 붓지 않고 혈압이 정상적으로 유지되며 기력이 최고일 때의 몸무게인 건체중을 너무 낮게 맞추어 몸 안의 수분이 과도하게 빠진 경우에도 혈압이 떨어질 수 있습니다. 한 달에 한 번은 건체중이 적당한 지 살펴

보아야 합다. 특히 3일 만에 혈액투석을 받으러 가는 월요일이나 화요일에는 주말 동안 몸무게를 자주 재보고 지나치게 늘지 않도록 더욱 신경써야 합니다. 드물지만 심장질환 때문에 부작용이나 후유증이 나타날 수도 있습니다.

혈액투석 환자의 예후와 개선 방향

1년간 혈액투석치료 중 사망률은 평균 10%이내지만 다른 장기의 질환 여부와 환자의 나이에 따라 생존율은 다양하게 보고 됩니다. 혈액투석 환자의 주요 사망 원인은 심혈관계 또는 뇌혈관계 질환이기 때문에 고혈압, 당뇨병, 심부전증 등의 위험인자를 가진 환자라면 이에 대해 적절한 관리를 하는 것이 중요합니다. 다음으로 중요한 것은 환자의 영양 상태입니다.

만성 콩팥병 환자는 저염, 저인산, 저칼륨식을 섭취해야 하는데 대체로 입맛이 없고 요독증 자체에 의한 소화기능장애와 자율신경장애에 따른 오심, 변비, 복부팽만 등이 있어 음식물 섭취에 어려움을 호소하게 됩니다. 따라서 환자의 소화기능장애를 정확하게 파악하고 영양 상태를 충분히 고려한 식이요법, 약물치료, 투석치료 방법 등을 조절해야 합니다. 이러한 소화장애의 상당수는 적절한 혈액투석치료로 어느 정도 효과를 볼 수 있으나 일부에서는 전혀 반응이 없어 문제가 될 수 있습니다.

2 복막투석 심층해부

복막투석이란 것도 있구나!

복막투석은 복막을 이용하여 체내에 축적된 노폐물과 수분을 제거하는 투석의 한 방법입니다. 복막이란 복강 내 장기를 감싸고 있는 얇은 막이며, 수많은 모세혈관이 분포해 있고 아주 미세한 작은 구멍이 있습니다. 복막투석은 복강 내에 특수한 도관을 삽입한 후 이를 통해 투석액을 주입하고 일정 시간 저류한 후 배액함으로써 노폐물이 투석액에 녹아 나오게 합니다.

약 4~8시간 동안 투석액이 복강 내에 머무는 동안 확산과 삼투압을 통해 체내에 축적된 노폐물과 수분이 제거될 수 있습니다. 투석액이 복강 내에서 저류하는 동안 투석액 쪽으로 노폐물이 빠져나가지만, 일정 시간이 지나면 혈액과 투석액의 노폐물 농도가 같아져 더 이상 노폐물이 투석액 쪽으로 이동하지 못하게 됩니다. 따라서 저류된 투석액은 다시 복강 밖으로 배액시키고 새로운 투석액으로 교환하는 과정을 보통 하루에 3~4회 반복해야 합니다.

노폐물을 제거하는 원리는 티백을 우려내는 것과 비슷한 확산의 원리입니다. 혈액 속에 높은 농도의 노폐물은 복막을 경계로 깨끗한 투석액 방향으로 확산되어 이동합니다. 또한 만성 콩팥병 환자는 소변량이 줄어 몸 속에 수분이 많이 축적되는데 복막투석액에는 포도당이 높은 농도로 들어가 있어서 마치 배추를 소금에 절일 때, 배추의 수분이 밖으로 빠져나가는 것과 마찬가지로 투석액의 포도당이 높은 삼투압을 유지해 혈액 속의 수분을 끌어 당김으로써 부종을 치료하게 됩니다.

복막투석은 시행하는 방법을 병원에서 교육받은 다음 집에서 환자 스스로 시행하며, 중단됨이 없이 계속해서 투석이 이루어지므로 지속적 외래 복막투석(Continuous Ambulatory Peritoneal Dialysis, CAPD)이라고 합니다.

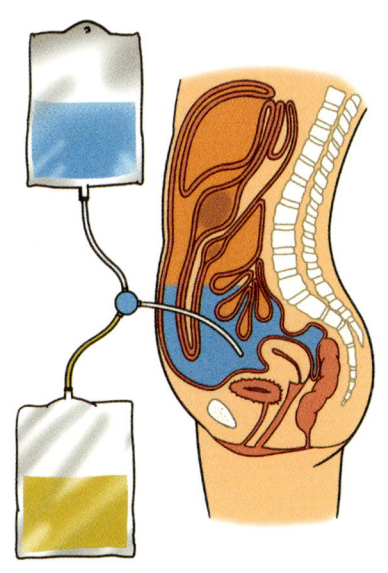

복막투석을 고려한다면?

혈액투석과 복막투석 중 어느 방법을 선택할지는 환자의 의학적인 상태, 직업, 수행 능력, 생활 환경 등을 고려해야 합니다. 스스로 자신을 돌보기 어렵거나, 복부 수술을 받아 유착이 의심되는 환자, 시력이 저하되어 세세한 조작이 어렵거나 고령인 경우는 복막투석을 시행하는데 어려움이 있습니다.

　복막투석이 적절히 이뤄지면 노폐물 과다 축적에 의한 요독 증상(식욕부진, 구토, 메스꺼움, 어지럼증) 등이 없어지고 체중이 안정적으로 유지됩니다. 하지만 효율적으로 투석이 이루어 지지 않는 경우는 부종 및 혈압 상승, 호흡 곤란 및 요독 증상 이 발생할 수 있습니다. 따라서 복막투석기간 동안 반드시 주입된 투석액의 양과 배액된 양을 잘 파악하고, 체중과 같은 조건을 주기적으로 체크해봐야 합니다. 이상 증상 발생 시에는 즉시 병원에 내원하여 의사와 상담하는 것이 안전합니다.

복막투석의 준비과정

1. 콩팥내과 전문의에 의해 투석을 지시 받습니다.
2. 투석의 형태를 결정합니다.
3. 복막투석을 하려면 복강 내에 작은 도관을 넣는 수술을 해야 합니다. 도관은 작은 구멍을 통해 몸 밖으로 20cm 가량 나와 있지만 옷을 입으면 보이지 않습니다. 도관 삽입은 입원하여 수술로 진행합니다
4. 수술 후부터 복막투석 시작까지 약 2~4주 가량은 투석을 시행하지 않고 상처가 아무는 시기를 갖게 됩니다.
5. 수술 부위가 잘 아물면 다시 입원하여 투석액을 소량씩 주입해보고, 환자 상태와 검사 결과에 따라 투석액의 양과 횟수, 농도 등을 결정한 후 스스로 투석하는 방법을 교육 받습니다.(약 5박 6일 소요)
6. 퇴원 후 환자 스스로 투석을 하게 되며 4주 간격으로 복막투석 전문의에게 외래 진찰을 받고, 내복약, 주사약, 투석액 등을 처방 받습니다.(복막투석액은 회사에서 집으로 직접 배달해 줍니다.)

복막투석의 장·단점

장점 :

- 1일 2~4회 투석액을 교환하고, 24시간 지속적으로 수분과 노폐물을 제거하므로 수분 및 염분 등 식이섭취가 혈액투석보다 다소 자유롭습니다.
- 집에서 투석을 하므로 시간 제약이 적습니다.
- 남아있는 콩팥 기능이 혈액투석에 비해 오래 유지됩니다.
- 경제적입니다.
- 바늘을 사용하지 않아 통증이 없습니다.
- 심혈관계 부담이 적습니다.

단점 :

- 복막도관과 관련하여 복막염이 발생할 수 있습니다.
- 복강에 투석액이 항상 들어 있어서 복부 팽만감이 있을 수 있으며, 이는 식욕 저하, 소화 불량을 유발 할 수 있습니다.
- 복막투석액에는 포도당이 함유되어 있어 체내로 지속적으로 흡수되므로, 고지혈증이 악화되거나, 체중이 증가할 수 있습니다.
- 복막투석액으로 단백질이 손실이 있으므로 매일 충분한 단백질을 섭취해야 합니다.

- 매일 2~4회 투석 교환을 시행해야 합니다.
- 혈액투석에 비해 노폐물 제거 정도와 인 등의 중분자 물질의 배설이 적습니다.
- 복막도관이 삽입되어 있으므로 통 목욕, 수영, 사우나가 불가합니다.

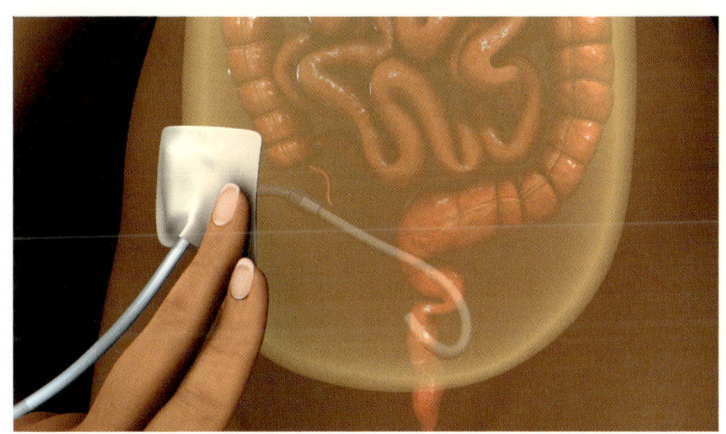

복막투석 비용

산정특례적용으로 본인 부담금은 전체 보험수가의 10%입니다. 투석액을 하루 3~4회하는 환자의 경우 약 15여만원 정도이며 자동복막투석을 할 경우 과거에는 위의 비용에 약 10만원 정도의 소모품 비용이 추가되었으나, 2017년부터 소모품도 보험 적용이 되어 비용 부담이 감소하였습니다.

복막투석의 실제

복막투석은 복강 안으로 삽입된 도관을 통하여 복막도관과 투석액을 연결한 후 노폐물이 녹아있는 투석액을 배액하고, 새로운 투석액을 주입한 후 분리하는 순서로 이루어집니다. 복막투석은 다음과 같은 방법으로 합니다.

| 지속적 외래 복막투석 |

가장 많이 이용되는 복막투석으로, 남아있는 콩팥 기능에 따라 하루 2~5회 투석액을 주기적으로 교환해 주는 것입니다.

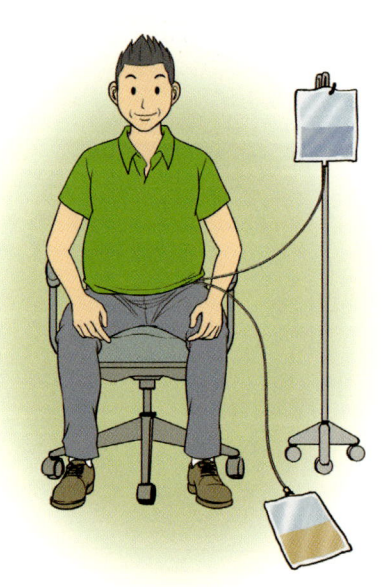
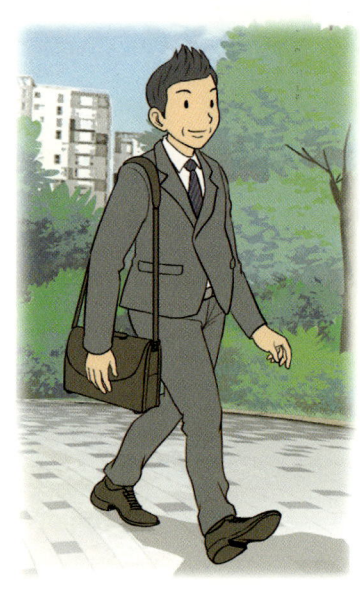

자동 복막투석

투석액이 주입되고 저류된 후 배액되는 투석 과정이 잠자는 동안 기계에 의해 계속적으로 이루어집니다. 밤에만 투석을 하므로 낮 동안 활동이 자유롭다는 장점이 있으나 일반적인 복막투석에 비해 투석 시간이 적어 투석의 효율이 떨어질 수 있습니다.

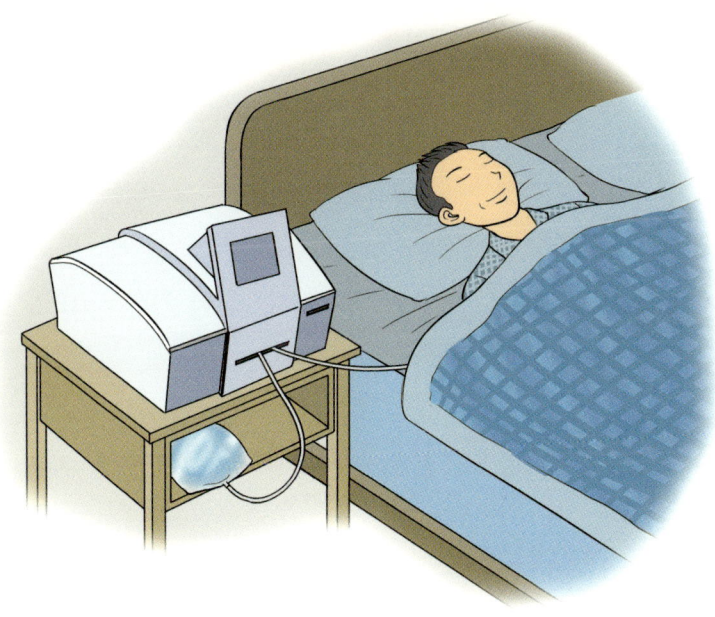

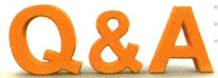

🅠 혈액투석을 할 때 인슐린 용량은 어떻게 조절하나요?

혈액투석을 시작하게 되면 인슐린 저항성의 감소로 의해 인슐린 요구량이 줄어들게 됩니다. 인슐린 요구량이 줄어드는 정도는 남아 있는 신기능에 영향을 받습니다.

혈액투석을 지속하는 환자에서 인슐린 요구량은 날마다 변화를 보일 수 있습니다. 한 연구에 의하면 투석 전날에 비해 투석을 한 날에는 기저 인슐린 요구량이 25% 감소하였으며, 초속효성 인슐린의 요구량은 변하지 않았습니다. 투석을 한 날 하루 전체의 인슐린 요구량은 15%(연구 참여자들에서 하루 4단위)가 줄어들었습니다. 이 연구 결과를 참고한다면 투석을 한 날 초속효성 인슐린은 그대로 유지하되, 기저 인슐린을 25% 감량하는 것을 고려할 수 있습니다.

그러나 투석에 따른 인슐린 용량의 변화는 개인차가 있으므로, 자가 혈당 측정을 통해 인슐린 요구량을 조정할 것을 추천하고 있습니다.

🅠 복막투석을 할 때 인슐린 용량은 어떻게 조절하나요?

복막투석은 인슐린 저항성을 개선시켜 인슐린 요구량을 줄여줄 수 있습니다. 그러나 복막투석액에 있는 포도당이 체내로 흡수되므로 혈당은 높아질 수 있습니다. 그러나 복막투석액 중 icodextrin과 같은 투석액은 포도당이 포함되지 않아 혈당에 영향이 거의 없습니다.

복막투석 환자에서는 인슐린을 복막으로 투여하는 것도 가능하지만, 피하주사보다 높은 인슐린 요구량(통상적으로 2~3배)으로 인해 비용이 증가합니다. 또한 복막염과 복막의 섬유화, 콜레스테롤의 상승 등의 부작용이 있으므로, 인슐린의 복강 내 투여는 적어도 피하주사로 양호한 혈당 조절을 보이는 경우에는 추천되지 않습니다.

Q 해외출장 등으로 제시간에 복막투석을 할 수 없는 경우 어떻게 해야 하나요?

투석은 콩팥을 통해 배설되어야 할 노폐물, 전해질을 배설해 주는 기능과 콩팥을 통하여 배설되거나 조절되어야 할 체내 수분을 제거하는 기능을 담당합니다. 노폐물 중 대표적인 물질은 단백질의 대사산물인 요소입니다. 복막투석 시 투석액의 요소 농도는 2시간에 혈중농도의 80%, 3시간에 90%, 4시간에 95%에 도달하게 됩니다. 즉 복막투석액을 복강 내에 2시간 이상만 가지고 있으면 노폐물이 어느 정도 배설된다고 할 수 있습니다.

평소에 투석을 규칙적으로 잘 하셨을 경우 체내의 노폐물양은 투석을 하지 않더라도 단시간 내에 심각하게 상승하진 않습니다. 투석하기 어려운 어떤 상황이 생기면 그 일이 지나고 나서 투석하지 못한 횟수만큼 3~4시간 간격으로 투석을 더 하도록 합니다. 장시간 투석 교환을 못할 것이 예상되는 경우 미리 1~2회 투석 교환을 시행하고 도착 후 못한 횟수만큼 시행하는 것도 방법이 될 수 있습니다. 그러나 24시간 이상 투석을 거르는 것은 위험할 수 있으며 투석은 가능하면 규칙적으로 하는 것이 가장 좋습니다.

또 한 가지 고려할 사항은 수분의 배설입니다. 일반적으로 투석액을 복강 안에 가지고 있을 경우 4~5시간에 체내의 수분이 최대한 배설되었다가 그 이후 몸 안으로 다시 흡수됩니다. 그러므로 장시간 투석을 하지 않을 경우 배액되는 투석액의 양이 많이 줄어드는 것을 경험하실 수 있으며, 배액량이 적은 것은 그만큼 수분이 체내로 흡수된 것을 의미합니다. 그러므로 장시간 투석을 하지 못할 경우, 투석액을 모두 배액시키는 것이 안전합니다. 이후에 짧은 시간 간격으로 몇 번 복막투석액을 교환하면 수분 배설도 많아 집니다. 물론 배설되는 수분의 양은 투석액의 포도당 농도에도 영향을 받고, 사람마다 차이가 많습니다. 그러므로 복막투석액의 종류에 따른 자신의 평소 배액량을 기억해 두시면 도움이 될 것입니다.

복막투석 환자가 해외여행할 경우 투석액을 가지고 가야 하나요?

일단 해외여행을 계획하고 계시는 분들은 여행지의 정확한 주소지, 받을 사람 이름, 연락처를 확인 후 제약회사에 약 배송이 가능한 지역인지 확인하십시오.(아주 특수한 지역 또는 매우 응급한 배송이 아닐 경우 추가의 비용 지불이 없이 무상으로 서비스를 받으실 수 있습니다.) 출발 한 달 전 외래를 방문하시어 주치의 선생님과 컨디션을 확인하고 영문으로 된 소견서를 받아야 하며, 해외 여행지에서 사용할 투석액을 미리 처방 받습니다.

또한 해외에서 응급 상황이 발생할 경우 이용할 수 있는 병원 또는 연락처를 제약회사 또는 지인을 통해 알아 두는 것이 안전합니다.

액체류 반입금지 조항으로 100 mL가 넘는 액체를 기내로 반입할 수 없으므로 필요한 수 만큼 사전에 항공사에 문의해서 승인을 받습니다. 현지 세관에서 투석액에 대해 물어볼 경우를 대비하여 영문 의사 소견서를 지참하고 있어야 합니다.

비행기 안은 강제 순환 방식으로 공기가 공급되고 많은 사람들이 좁은 공간에 함께 있어 깨끗한 공기와 환경이 기대되기 어려우므로 비행기내에서 복막투석 교환을 하지 마시고 공항청사의 의무실과 미리 확인을 하여 출발 전에 투석액을 교환하는 것이 좋습니다.

Q 복막투석 환자는 목욕을 어떻게 하나요?

일반적으로 복막투석 환자는 도관 출구 염증의 위험이 있어 통 목욕은 권장되지 않고 샤워를 하도록 합니다. 샤워 시간은 20분을 넘기지 않도록 하고 복막투석 시작 초기에는 목욕주머니 또는 테가덤을 이용하여 도관 출구를 완전히 가리고 샤워합니다. 수술 4~8주 후 수술 부위가 잘 치유되면 복막투석 전문간호사로부터 확인을 받고 출구를 노출시킨 상태에서도 샤워가 가능합니다.

샤워 시 물(흐르는 물)과 항균비누를 사용하여 도관 주위를 먼저 닦으시고 나머지 몸을 닦은 후 다시 흐르는 물로 샤워를 하고 출구는 소독 거즈로 가볍게 두드려 닦고 몸을 말립니다. 출구를 건조 시킨 후 소독합니다.

Q & A
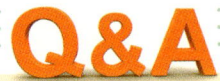

이 때 주의하실 점은 출구를 노출시키고 샤워를 하시더라도 출구에 이상 소견(발적, 분비물, 통증 등)이 발생하면 반드시 출구에 물이 닿지 않도록 합니다.

복막투석액 교환 중 배액이 느려질 때가 있는데 왜 그런가요?

가끔 복강 안에 투석액이 남아 있는 데도 배액이 되지 않는 일이 발생합니다. 이를 복막관 유출장애라고 하는데, 여러 가지 원인에 의해 발생할 수 있습니다. 첫째는 도관 위치 이상, 둘째는 섬유질 덩어리 등으로 도관 내강이 막히는 경우, 셋째는 도관 외부가 복강의 장막에 의해 막히는 경우이, 넷째는 도관 자체가 꼬이는 경우입니다.

대체로 배액이 완전히 되기 전부터 배액 속도가 느려지거나, 배액 내에 이물질(섬유질)이 보이기도 합니다. 복부 단순 X선 촬영으로 변이 장내에 많이 있는 지 도관의 복강 내 위치가 이상하지 않은 지 확인 할 수 있습니다.

예방은 가장 흔한 원인인 변비를 미리 없애 주는 것으로 적절한 운동 및 허용된 만큼의 적절한 수분 및 섬유질을 섭취해야 하며, 그래도 변비가 있으면 배변량을 늘려주는 약제를 복용할 수 있습니다. 만약 도관 내에 섬유질 덩어리가 자주 보인다면 미리 헤파린 용액을 투석액 1리터당 500단위씩 섞어 몇 일간 투석 합니다.

유출장애가 발생하면 무리하게 새로운 복막액을 주입하지 않는 것이 좋습니다. 자극성 완화제인 둘코락스 1~2정을 드시거나 고삼투성 완화제인 듀파락 등을 복용하여 배변을 유도하고 계단 오르내리기 등의 운동을 한 다음 다시 배액을 시도해 보고, 잘 안되면 병원에 와서 도관 자체의 문제가 없는 지 확인해야 합니다.

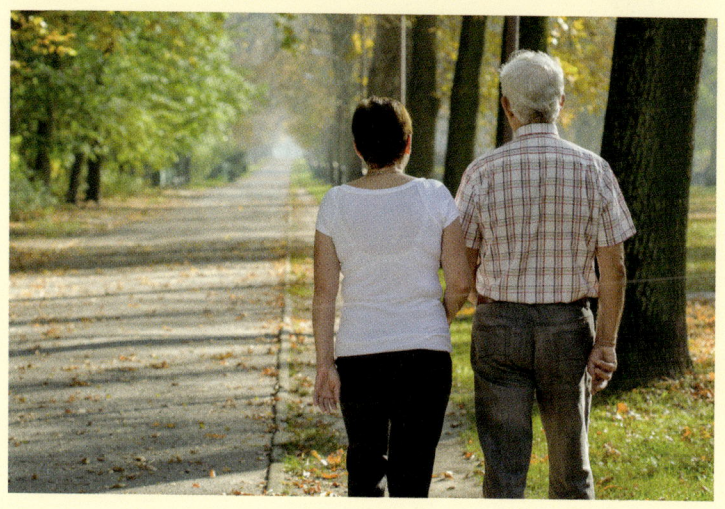

3 스스로 점검하는 내 몸 상태

 투석이 모든 콩팥 기능을 대신 할 수는 없습니다. 따라서 투석을 오래 지속하는 경우 합병증의 발생 가능성이 높아지며, 자기 관리를 얼마나 잘하느냐에 따라 발생 가능성을 줄일 수 있습니다.

 일상 생활을 하면서 어려운 제한점도 많겠지만 투석을 생활의 일부분으로 받아들이고 적응해 간다면 충분히 극복할 수 있는 부분들이며, 자기 관리가 적절히 이루어진다면 삶의 질이 향상될 수 있습니다.

투석으로 노폐물은 잘 제거되고 있을까?

투석을 주기적으로 잘 받는 것만으로 충분하지 않습니다. 내가 하고 있는 혈액투석 혹은 복막투석으로 노폐물이 잘 제거되고 있는 지를 확인해야 합니다. 혈액검사로 노폐물 수치(혈중 요소질소 농도)가 너무 높지 않은 지 확인하는 것도 중요하지만, 투석 적절도 검사를 통하여 투석치료가 잘 되고 있는지 확인할 수 있습니다.

혈액투석의 경우 투석 전후 혈액검사를 통하여 적절도 지표를 산출할 수 있습니다. 복막투석의 경우 24시간 동안 소변과 복막액을 수집하여 배출된 노폐물의 양을 측정함으로써 적절도 지표를 산출할 수 있습니다. 혈액투석이라면 한 달에 한 번 적절도 검사를, 복막투석에서는 일 년에 한 번 적절도 검사를 시행합니다. 혈액투석에서 적절도가 갑자기 낮아 지는 경우, 혈관통로의 문제를 생각해 보아야 합니다.

혈관통로 문제 없이 오래 쓰는 비법

하나, 막히지 않도록 관리하기

동정맥루는 잦은 지혈 압박과 동맥경화, 혈전, 장기간 반복적 사용 등의 원인으로 가늘어 지거나 좁아져 막히는 경우가 있습니다.

예방법
혈류의 상태를 확인합니다.
수술 부위의 3~4cm 위에 손가락을 대어서 전기 흐르는 듯한 진동(떨림)을 확인합니다. '쉬 쉬' 하는 소리가 나는지 귀를 가깝게 대거나 청진기로 들어봅니다.

압박을 가하지 않습니다.
- 혈관통로가 있는 팔에 무거운 물건을 들거나 심한 운동을 삼가합니다.
- 혈관통로가 있는 팔은 장시간 굽히지 않습니다.(팔 베게도 하지 않습니다.)
- 시계 등 장신구는 혈관통로가 있는 팔에 착용하지 말며 꽉 조이는 옷도 피합니다.
- 혈압도 반대 측 팔에서 측정합니다.

- 혈관의 발달을 위해서 팔 운동을 합니다.
  팔 운동을 할 때 통증이 있다면 운동을 중단하고 통증이 지속되면 의사에게 알립니다.
- 혈관통로가 있는 팔에는 정맥주사를 피하고 혈액 채취도 하지 않습니다.
- 혈관통로가 있는 팔은 너무 뜨겁거나 차게하지 않습니다.

막힌 증상을 알아 둡니다.
- 수술한 부위에서 진동(떨림)이 느껴지지 않습니다.
- '쉬 쉬' 하는 소리가 들리지 않습니다.
- 혈관통로 있는 팔이 차갑게 느껴집니다.
- 가벼운 아픔이 있거나 붓거나 혈관이 딱딱하게 느껴지는 등 평상시와는 다른 느낌이 듭니다.

둘, 혈관통로 감염되지 않도록 관리하기

혈관통로의 잦은 바늘 삽입으로 인한 감염의 위험성이 있습니다.

예방법

청결을 유지합니다.

- 투석 전에 바늘이 들어갈 부위를 항균비누로 깨끗이 닦습니다.
- 투석한 날에는 목욕을 하지 않습니다.
- 혈관통로 부위를 불필요하게 만지지 않습니다.

피부를 긁거나 딱지를 떼어 상처를 만들지 않습니다.

손톱 밑에는 세균이 많으므로 감염을 예방하기 위해 투석 후 생긴 딱지를 떼거나 긁지 않습니다.

감염 증상을 알아둡니다.

- 주사바늘을 꽂았던 부위가 빨갛게 부어 오릅니다.
- 혈관부위가 아픕니다.
- 혈관부위가 뜨끈뜨끈합니다.
- 몸에서 열이 납니다.

셋, 출혈 주의하기

투석 후 바늘을 꽂았던 부위는 10~15분간 소독거즈를 대고 적당한 압력으로 부드럽게 손가락 밑에서 맥박이 뛰는 느낌을 감지하면서 눌러 지혈합니다.

너무 세게 압력을 가하면 혈관이 막힐 수 있으므로 주의합니다. 만일 집에서 출혈이 발생하였다면 깨끗한 솜이나 거즈로 바늘 삽입 부위를 부드럽게 눌러 지혈을 합니다. 만약 출혈이 계속되면 응급실을 방문합니다.

투석 중 출혈로 혈관이 붓거나 통증이 있을 경우에는, 투석 당일 날은 혈관 통로를 냉찜질 해주고, 다음날에는 따뜻한 온찜질로 10~30분씩 3회 정도 시행합니다. 온찜질을 할 때에는 너무 뜨겁지 않도록 하여 화상에 주의해야 합니다.

나의 헤모글로빈 수치는?

콩팥의 여과 기능이 떨어지면서 적혈구 생성을 촉진하는 조혈호르몬(에리스로포이에틴)의 생성도 줄어듭니다. 따라서 사구체 여과율 감소가 심할수록 빈혈이 더 흔하고 심하게 발생하므로 만성 콩팥병 환자의 대부분은 빈혈을 경험하게 됩니다. 적혈구는 몸의 모든 조직으로 산소를 운반해주는 중요한 역할을 하기 때문에 빈혈 치료가 필요하며, 빈혈 교정은 전반적인 건강을 증진시키고, 더 나은 몸 상태를 유지하게 하며 나아가 수명 연장에도 기여합니다.

빈혈의 원인은?
- 조혈호르몬(에리스로포이에틴)의 분비 저하
- 노폐물 축적으로 인한 적혈구의 수명 단축
- 영양 부족(양질의 단백질, 철분의 섭취 및 흡수 부족)
- 체내 수분의 증가로 혈액이 묽어짐

빈혈의 증상은?
- 식욕이 없어지고 쉽게 지치고 피곤합니다.
- 기운이 없어집니다.
- 운동을 조금만 해도 어지럽거나 가슴이 뛰며, 숨이 찹니다.
- 추위를 잘 견디지 못합니다.

빈혈 치료는?

조혈호르몬을 주사합니다.

헤모글로빈수치를 10.0~11.0g/dL로 유지하기 위해 대부분 조혈호르몬제를 주사로 투여합니다. 병원에서 투석 후 피하주사 또는 혈액투석 정맥라인을 통한 정맥주사로 투여합니다.

철분 보충제를 투여합니다.

혈액검사에서 체내 철분 수치가 낮은 환자의 경우 철분 보충제를 투여합니다. 경구철분제를 복용하는 방법과 투석치료 중 정맥으로 투여하는 방법이 있습니다. 철분 용량을 조절하는 동안에는 1개월마다 철분 검사를 하고, 철분 용량이 안정화되면 3개월마다 철분 검사를 합니다.

수혈을 합니다.

가능하면 수혈은 피하는 것이 좋은데, 특히 콩팥 이식 대기중인 환자는 동종민감화(allosensitization)를 줄이기 위하여 수혈은 꼭 필요한 경우에만 합니다.

투석 환자의 최대의 난제 – 수분 관리

투석을 시작한 이후 남아 있는 콩팥 기능이 점점 감소하면서, 소변량이 줄어들며, 나중에는 소변이 아주 극소량으로 나오거나 또는 전혀 나오지 않게 됩니다. 그러므로 소변량이 전혀 없거나 1일 소변량이 500 mL 미만인 환자는 엄격한 수분조절이 필요합니다. 물을 많이 마시게 되면 부종에 의해 체중이 증가하게 되고 숨이 차며 혈압이 올라 심장에 부담을 주게 됩니다. 또한 과다한 체중 증가로 투석 중 많은 양의 수분을 빼주어야 하므로 혈압감소나 근육경련이 나타날 수 있습니다.

마시는 물의 양은 전일 소변량 +500~700cc 정도로 제한해야 합니다. 여기에 포함된 물이란 순수한 물 이외에 국물이나 섭취하는 음식에 포함되어 있는 수분을 모두 말하는 것이므로 유념하셔야 합니다.

※ 적절한 하루 수분 섭취량: 전날 소변량 +500~700cc

갈증이 심하게 날 때 대처법

- 싱겁게 먹습니다.
- 얼음을 입안에 넣고 천천히 녹여 먹습니다.
- 살짝 얼린 레몬 조각을 천천히 먹습니다.
- 차가운 물로 입안을 헹구고 다시 뱉습니다.
- 국, 찌개, 기타 음료의 양을 최대한 줄입니다.
- 방안의 습도를 높여 건조하지 않게 합니다.

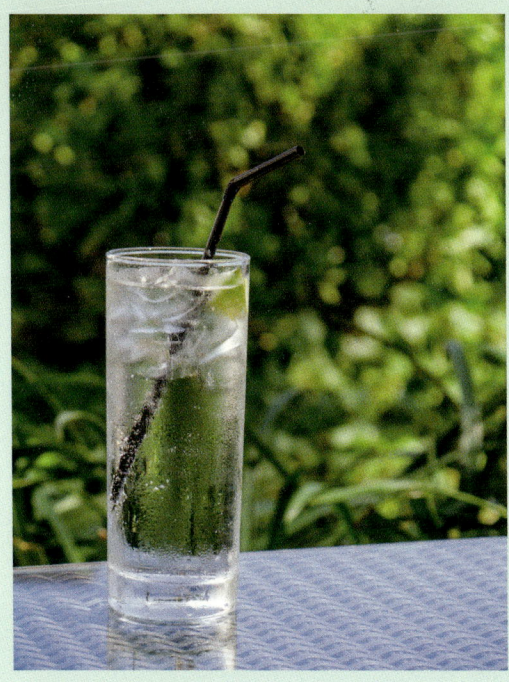

간과할 수 없는 감염

만성 콩팥병 환자들은 면역 기능이 저하되어 감염의 빈도가 높습니다. 또한 투석을 위하여 사용하는 혈관통로와 관련된 감염이 많고 이외에도 요로 감염, 바이러스감염 등이 발생합니다. 평소 손을 자주 씻고 위생을 깨끗이 하는 것이 감염 예방에 도움이 되며, 효과가 입증된 예방 접종은 적절한 시기에 시행하는 것이 좋습니다.(독감백신-매년, 폐렴구균백신, B형간염백신)

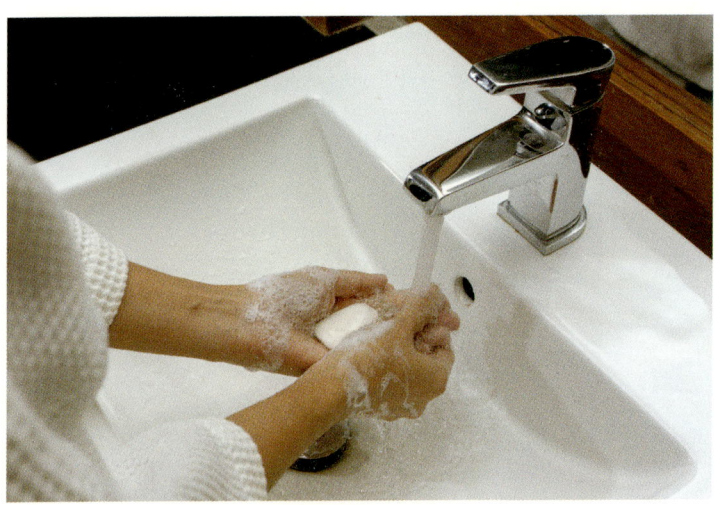

변비, 피할 수 없을까?

투석 환자는 칼륨이나 인의 섭취를 제한하여야 하므로, 야채나 과일 등 섬유소가 풍부한 식품을 충분히 섭취 할 수 없습니다. 또한 하루에 마실 수 있는 수분량도 제한이 있으므로 변비가 쉽게 발생합니다. 또한 고칼륨혈증 치료약(포타슘 흡착제), 고인혈증 치료제(칼슘제제), 고혈압 치료제 등의 부작용으로 또는 당뇨병의 신경 합병증으로 인해 변비가 발생하기 쉽습니다.

증상

변비는 일반적으로 변을 보는 횟수가 감소하거나 변을 보고 싶은 생각이 없을 때를 말하며, 2~3일에 한 번이라도 적당히 굳은 대변이 시원하게 나오고 있으면 변비는 아닙니다. 다음과 같은 증상은 변비입니다.

- 대변보는 횟수가 1주일에 2회 이하이거나 4일 이상 보지 못하는 경우
- 매일 대변을 보고 싶은 느낌이 있지만 변이 잘 나오지 않는 경우
- 대변이 딱딱하게 굳어지거나 토끼의 변처럼 동글동글한 경우 (투석 환자에게 가장 많은 타입)
- 대변이 남아 있는 듯한 느낌이 있는 경우

예방

- 식생활을 개선합니다.

  규칙적으로 시간에 맞추어서 식사를 하고, 식이 섬유가 많고 포타슘이 적은 채소류와 지방군을 적당히 섭취합니다.

- 화장실에 가는 것을 참지 않습니다.

  반복해서 참게 되면 다음에는 배변 의욕을 느낄 수 없게 되므로 변비의 원인이 됩니다.

- 아침 식사 후에는 화장실에 가는 습관을 갖습니다.

  정해진 시간에 화장실에 가는 습관을 갖도록 합니다. 특히 아침 식사 후에는 위-결장 반사가 강하게 일어나 배변 의욕을 느끼기 쉽습니다.

- 아침에 일어나면 소량의 찬 음료수를 마십니다.

  일어나자마자 바로 찬 음료수를 소량 마시는 것도 위-결장 반사를 촉진 시킵니다. 특히 우유는 설사약 효과도 기대할 수 있습니다. 하루의 음료수 제한량이나 식사 제한을 고려한 후에 실행합니다.

- 투석하는 날에 배변 보는 것을 걱정하지 않도록 합니다.

  '투석 중에 화장실에 가도 되는지?' 하고 걱정하면서 변비약을 중지하거나 식사를 제한할 경우 배변 리듬이 깨어질 수 있으므로, 투석이 없는 날과 동일하게 생활하도록 합니다.

- 스트레스를 해소합니다.

  스트레스를 받으면 자율신경이 영향을 받아 배변 습관이 바뀔 수 있습니다. 자신만의 스트레스 해소법을 실천합니다. 적절한 운동은 스트레스 해소뿐 아니라, 장 운동 촉진에도 도움이 됩니다.

- 너무 꽉 조이는 속옷을 입지 않습니다.

  너무 꽉 조이는 속옷을 입으면 배를 필요 이상으로 압박하여 변비의 원인이 될 수 있습니다.

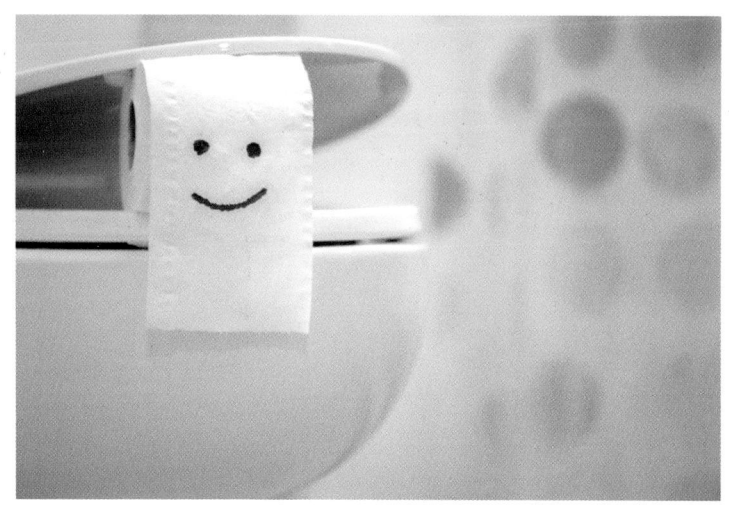

배변 활동을 도와주기

복근이 약하면 변을 밀어내는 힘이 저하됩니다. 복부에 자극을 주는 마사지나 간단한 복근 운동을 매일 하도록 합니다. 배나 허리에 마사지를 하면 장을 자극하여 배변 의욕이 쉽게 생깁니다.

① 손바닥으로 하복부를 시계 방향으로 돌리면서 마사지를 합니다.
② 손가락으로 복부를 누르면서 그림과 같이 마사지 합니다.

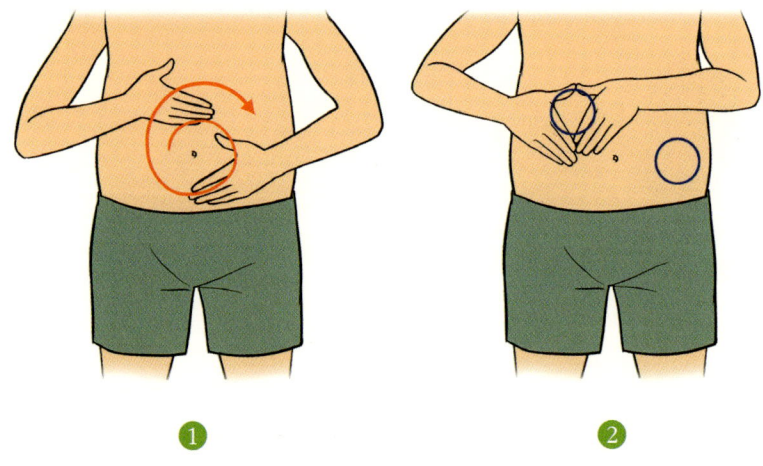

① ②

건조할 때 심해지는 가려움증 극복하기

투석 환자 중 70~80% 정도가 가려움증을 호소하며, 특히 야간에 많이 발생합니다. 투석 환자는 피부의 수분량이 적으므로 건조하기 쉬운 초겨울부터 봄에 걸쳐 가려움이 심해지는 데, 이 때 보습에 더욱 신경써야 합니다. 가벼운 가려움증은 피부에 대한 적절한 관리로 대처가 가능합니다.

예방 및 관리

- 보습제(로션, 크림, 오일 등)를 바르도록 합니다.
- 몸에서 열이 나는 경우 가려움증이 더 심해지므로 가려운 부분은 얼음 주머니나 차가운 물수건 등으로 차갑게 하면 일시적으로 가려운 증상이 없어집니다.
- 피부에 닿는 의류는 자극이 적고 땀을 잘 흡수하는 면 등을 추천합니다.
- 금주합니다.
  알코올을 섭취하면 혈액 순환이 빨라져서 약간만 마셔도 가려움을 일으킬 수 있습니다.
- 피부가 약하거나 상처가 있는 경우에는 절대로 긁지 않도록 합니다.
- 목욕 시에는 거품을 충분히 내어 씻고, 깨끗하게 헹구도록 합니다.

- 목욕 후에는 즉시 보습제를 바르도록 합니다.
- 인수치가 높을 경우 인 섭취를 줄이고, 인결합제를 복용합니다.
- 가려움이 심하면 의사의 처방을 받아 스테로이드가 함유된 로션을 바르거나 항히스타민제제를 복용할 수 있습니다.

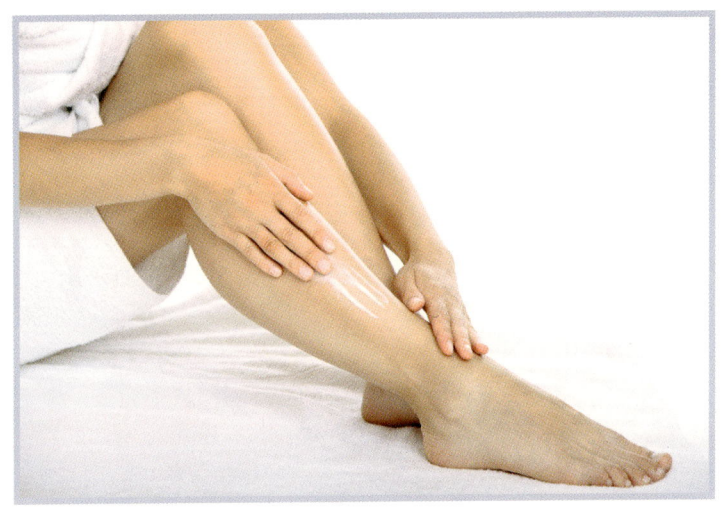

알고 복용하자 – 한 움큼씩 되는 약들

만성 콩팥병 환자들은 여러 종류의 약을 복용하게 됩니다. 약을 정확하게 알고 복용하는 것은 만성 콩팥병으로 생기는 고혈압, 빈혈, 뼈와 연관된 문제 등을 예방, 치료하므로 약물 치료는 투석치료, 식이요법과 더불어 매우 중요합니다. 약의 종류 및 용량은 개인의 상태와 검사 결과에 따라 주기적으로 변경되므로 환자 스스로는 어떤 종류의 약을 어떻게 복용하는지 알고 있어야 합니다.

혈압강하제(항고혈압 제제)

매일 일정한 시간에 혈압을 측정하고, 정확한 용량의 약을 규칙적으로 복용하는 것이 중요합니다. 투석치료 중 또는 투석치료 후 저혈압이 발생하는 환자는 의료진과 상의하여 투석하는 날 아침 혈압약을 복용하지 않기도 합니다.

수용성 비타민

콩팥병으로 인한 비타민 대사의 이상과 식이가 제한되고, 투석을 통해 수용성 비타민이 빠져나가므로 비타민의 손실을 보충하기 위해 비타민 B, C, 엽산 등을 보충합니다

🔖 인결합제

혈중 인의 수치가 목표 범위 이상인 경우 인수치를 낮추고 장기투석으로 인한 신성 골이영양증과 대사성 골질환을 예방하기 위해 복용합니다. 장에서 섭취한 음식물에 들어있는 인의 흡수를 막아주는 약이므로 식사 중간이나 식후 바로 복용하는 것이 좋습니다.

예 : 탄산칼슘($CaCo3$), 초산칼슘(calcium acetate)

🔖 철분제제

철분은 헤모글로빈을 구성하는 성분으로 철분 부족으로 인한 빈혈이 있을 때 복용하게 됩니다. 투석 환자는 빈혈과 함께 철분 결핍이 동반되므로 빈혈교정을 위해 철분제를 복용합니다, 약 복용 후 검푸른 대변을 볼 수 있으며 소화 불량이나 위통 등의 위장장애가 있을 수 있습니다. 조혈호르몬을 주사하는 환자는 철분이 부족하면 조혈호르몬제가 효과가 없게 되므로 철분제를 잘 복용해야 합니다. 철분제는 장에서의 흡수율이 대부분 좋지 않기 때문에 경우에 따라 정맥 주사로 철분을 보충 하기도 합니다

예 : 훼로바(Feroba): 철분 흡수의 극대화와 위장관에서의 흡수가 용이하다.

헤모큐(Hemo-Q): 철분이 단백질 막에 둘러 쌓여 위벽을 자

극하지 않는다.

🔖 칼륨(포타슘) 제거제
고칼륨혈증을 예방 혹은 치료하기 위하여 체내 칼륨 농도를 낮추려고 복용하는 약으로 식사와 함께 복용합니다. 혈중 칼륨수치가 높은 경우에는 반드시 복용하여야 합니다.
예 : 칼리메이트(Kalimate), 아가메이트, 카슈트

🔖 활성화 비타민 D
칼슘 균형 유지에 중요한 지용성 비타민으로써 튼튼한 뼈를 유지시킵니다. 검사 결과에 따라 인결합제와 같이 먹어야 할 때도 많습니다.

🔖 이뇨제
과다 축적된 수분의 배설을 증가시켜 적절한 수분 상태 유지에 도움이 되게 합니다. 그러나 소변량이 전혀 없는 경우에는 효과가 없으므로 약제 복용을 중단합니다. 하루 소변량이 200cc 이상이면 이뇨제를 복용하는 것이 투석 간 체중 증가를 줄이는 데 도움이 됩니다.
예 : 라식스(Lasix)

🔖 혈전 예방제

필요시 혈관통로 수술 후에 혈전 형성을 방지하여, 혈전으로 인한 혈관통로의 막힘을 예방하기 위한 약물입니다. 약물복용 여부는 개인에 따라 다르므로 의사의 지시를 따르는 것이 좋습니다.

예 : 아스피린(Aspirin)

🔖 조혈호르몬(에리스로포이에틴) 주사

에리스로포이에틴은 콩팥에서 분비되는 조혈호르몬으로 투석 환자의 빈혈 치료에 가장 효과적인 치료제입니다. 뿐만 아니라 빈혈교정과 더불어 전신상태를 좋게 하는 약으로 매달 빈혈 검사를 통해 보험 여부를 결정하게 됩니다.

　헤모글로빈 수치가 11g/dL 미만, 헤마토크릿치 30% 미만일 경우만 보험 혜택을 받을 수 있게 됩니다.

예 : 에스포젠(Espogen), 리코몬, 미세라, 네스프

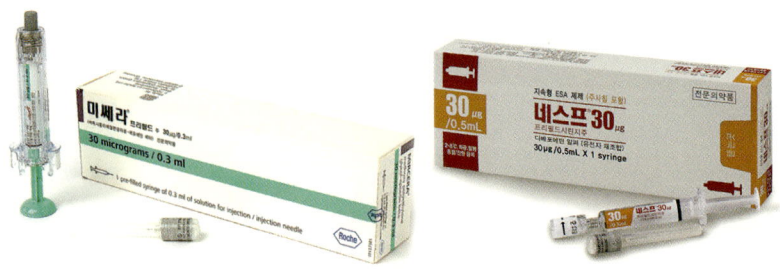

검사 결과 이해하기 4

투석의 효율과 자기 관리의 상태를 파악하고 만성 콩팥병에 따른 합병증의 조기 발견 및 치료를 위해 투석 중인 환자들이 정기적으로 받아야 할 검사들입니다.

노폐물 검사

검사종류	목표 기준	의 미
BUN 요소질소	80~100 mg/dL 이하	환자의 단백질 섭취 즉 영양상태와 연관이 깊으며, 과다한 단백질 섭취나 투석을 제대로 하지 않았을 때 높게 나타날 수 있습니다. 높을 시 증상으로는 피로, 구역질, 불면증, 가려움증, 호흡 시 요독 냄새, 비위가 상하여 음식섭취가 힘들어집니다.
Cr (크레아티닌)	10~15 mg/dL 이하	근육 활동을 많이 하거나 식사조절을 하지 못하였을 경우 높게 나타납니다. 즉, 근육이 많은 젊은 사람이 나이든 사람보다는 높게 나타날 수 있습니다.

빈혈 관련 검사

빈혈은 투석 환자의 대부분에서 발생하며, 특히 철분 결핍에 의하여 악화될 수 있습니다. 빈혈 치료를 위하여 조혈 호르몬 치료를 받는 환자에서는 체내에 저장된 철분량이 부족하면 그 원인에 대하여 확인하고 철분 제제를 경구 또는 정맥 주사로 투여 받게 되므로 다음과 같은 검사를 합니다.

검사종류	목표 기준	의 미
Hb	10~11 g/dL	조혈호르몬의 부족, 요독증으로 인한 적혈구의 수명 단축, 철분과 영양결핍, 알루미늄 과다축적, 출혈, 부갑상선 호르몬 증가로 인한 골수 경화증이 있을 때 감소합니다.
Hct	30~33%	
Fe(철분)	70~200 μg/dL	헤모글로빈을 합성하기 위한 재료
TIBC (총철결합제)	250~450 μg/dL 이상	적혈구 생산을 위한 직접적인 철의 이용도를 나타냅니다. - 증가: 철결핍성 빈혈
Ferritin (훼리틴)	30~400 ng/mL 이상	헤모글로빈을 합성하기 위한 재료인 철이 체내에 얼마나 저장되어 있는 지를 나타내는 지표입니다 - 감소: 철 결핍성 빈혈, 출혈 - 증가: 열, 염증, 간질환, 잦은 수혈

전해질 검사

검사종류	목표 기준	의 미
Na (나트륨)	136~145 mmol/L	혈액내에 가장 많은 전해질로 우리 몸의 항상성을 유지하기 위해 정상 범위를 유지하는 것이 중요합니다. 염분섭취에 비해 수분 섭취가 너무 많거나 적으면 수치가 정상 범위를 벗어납니다. 수치가 증가하면 갈증을 느끼게 되고, 수치가 감소되어 있으면 수분 섭취를 제한하여야 합니다.
K (칼륨)	6.0 mmol/L 이하	야채나 과일 등 칼륨이 많은 음식을 먹었을 때 증가합니다. 칼슘수치가 6 mg/dL이상이면 부정맥 등의 문제를 유발할 수 있어 각별한 주의가 필요합니다.

영양 검사

검사종류	목표 기준	의 미
Albumin (알부민)	3.5~5.2 g/dL	장기적 예후와 밀접한 관련이 있으며, 영양상태를 나타냅니다.
Protein (단백질)	6.0~8.5 mg/dL	영양상태를 평가하기 위한 검사이며, 단백질 섭취와 관련이 깊습니다.

뼈와 관련된 검사

검사종류	목표 기준	의 미
Ca (칼슘)	8.4~10.2 mg/dL	투석 환자는 대부분 수치가 낮아 칼슘약을 먹어야 합니다. 저하시 근육 통증, 경련, 간질, 발작, 우울증 등이 발생할 수 있습니다. 칼슘 농도가 높아지는 경우도 있는데 이는 두통, 고혈압을 유발하고, 혈관의 석회화를 유발할 수 있어 칼슘은 적정 농도를 유지하는 것이 가장 좋습니다.
P(인)	2.5~4.5 mg/dL	인이 포함된 음식을 많이 먹었을 때 상승하며, 문제점으로는 칼슘의 저하로 부갑상선호르몬이 증가하여 가려움증이나 뼈의 통증을 유발합니다. 탄산칼슘이나 렌벨라와 같은 인결합제를 식사 직후 복용하여 고인산혈증이 오지 않도록 해야 합니다.
ALP (알카라인포스파티제)	30~11 U/mL	뼈와 간에서 많이 나오는 물질로 부갑상선호르몬 증가 시 뼈에서 많이 나옵니다. 증가 시 증상 : 관절통, 가려움증, 뼈의 통증(요통 등)
PTH (부갑상선 호르몬)	150~300 pg/mL	장기적으로 칼슘과 인의 조절이 안되면 부갑상선 호르몬이 증가합니다. 혈중 인 및 칼슘 농도를 정상적으로 유지시키기 위해서는 칼슘제제나 기타 인결합제 등을 복용하며 부갑상선호르몬의 작용을 줄이기 위하여 비타민 D를 투여하기도 합니다.

기타 검사

검사종류	목표 기준	의 미
Uric acid (요산)	8~9 mg/dL	통풍 진단과 예방을 위해 측정합니다.
투석 적절도	1.2 이상 유지	투석 전·후 혈중 노폐물이 적절히 제거되었는지를 평가하는 검사로, 환자의 상태 및 장기 예후에 가장 직접적으로 영향을 미치는 중요한 검사 항목입니다. 투석은 환자의 체격, 식사량, 운동량, 잔여 콩팥 기능 등에 따라서 그 요구량이 다르고, 같은 환자라도 개인의 상황에 따라 필요한 투석량이 달라지게 됩니다.
흉부 X-ray	정상	심장과 폐의 상태를 보는 것으로 심비대, 폐부종이 있을 경우 건체중을 줄이는 데 주요 지표가 됩니다.
EKG(심전도)	정상	심장의 상태를 평가하는 기본적인 검사입니다. 좌심실 비대는 투석 환자의 대부분이 가지고 있습니다.

5 몸보다 더 아픈 마음 달래기

투석을 해야 한다는 말을 들었을 때 어떤 생각이 드셨나요? 투석방법(혈액투석/복막투석)을 결정하시고 치료를 받으면 분명히 투석 전보다 몸의 상태가 좋아집니다.

투석으로 인한 삶의 변화를 마음 속으로 먼저 받아 들이고 투석을 시작할 용기와 지혜가 필요한 시점입니다.

현재의 상태를 '수용' 하고, '지금 이순간' 부터 적극적으로 관리한다면 보다 건강한 삶을 누릴 수 있습니다.

나의 감정 상태는?

- 😞 **부정** – "그럴 리가 없어. 진단이 잘못되었을 거야. 지금 당장 투석을 하지 않는다고 무슨 일이 있겠어?"

- 😠 **분노** – "나만 많이 먹고, 운동을 소홀히 한 것도 아닌데…하필이면 왜 내가?"

- 😨 **불안** – "평생을 투석을 해야 한다고 하던데, 앞으로 건강하게 살 수 있을까?"

- 😢 **우울** – "그래도 나름대로 관리를 한다고 했는데, 투석을 해야 하다니… 아직 나에게는 해야 할 일이 많은데…"

- 😃 **협상** – "그래, 병과 싸울 생각을 하지말고, 친구처럼 함께 지내야지."

- 🙂 **수용** – "투석치료를 잘 받고 관리만 하면 몸 상태가 좋아진다고 했어. 난 아직도 여전히 가치가 있는 존재야!"

성공적인 투석 생활을 위해서는?

1단계: 인정하기

의료진으로부터 투석을 권고 받았다면 더 이상 피할 수 없다는 것을 인정해야 합니다. 80~90%의 콩팥 기능을 투석치료가 대신 해주기 때문에 치료를 시작한 후에는 생각했던 것 보다 몸의 컨디션이 훨씬 좋아짐을 느끼게 될 것입니다.

2단계: 배우기

성공적인 투석을 위해서는 투석치료 중 알아야 할 유의점과 관리 방법을 열심히 배워야 합니다.

3단계: 계획하기

투석치료는 나 자신이 주체가 되어야 합니다. 의료진과 가족이 도움을 줄 수는 있지만 투석 관리에 필요한 식사, 운동, 스트레스 관리 등 모든 부분이 내가 해야 할 일임을 알고 무엇을 어떻게 해야 할 것인지 계획을 세워보는 것이 필요합니다.

4단계: 실천하기

일상 생활을 유지하면서 투석치료에 계획했던 것들을 최대한 실천해야 합니다. 직장 및 가정 생활, 운동, 여행, 취미, 종교 활동 등을 유지 하기 위해서는 가족이나 주변 친구, 동료들의 도움을 적극적으로 이용할 수도 있습니다.

투석 환자의 가족들은 어떻게 해야 할까요?

가족은 투석치료를 하고 있는 환자의 가장 든든한 후원자이자 조력자입니다. 환자를 배려하며 도움을 주는 것이 필요하지만 지나친 염려와 관심으로 환자를 몰아 세우는 것은 바람직하지 않습니다.

첫째, 환자가 감정을 표현할 수 있도록 배려해 주세요.
환자의 마음을 이해하기 위해서는 환자의 말을 먼저 경청해 주시고, 공감해 주셔야 합니다.

둘째, 지나친 관심과 배려는 삼가해 주세요.
환자를 배려해야 하지만 환자 스스로 할 수 있는 일을 환자가 하도록 해야 합니다.

셋째, 건강 관리와 취미 생활을 함께 하세요.
"운동해!", "짜게 먹지마!" 보다는 "우리 같이 운동하러 갈까?", "이제부터 건강을 위해 같이 싱겁게 먹을까?" 와 같이 권유하는 형식으로 환자에게 말을 해야 합니다.

넷째, 의료진과 논의 없이 객관적으로 검증되지 않은 민간요법은 하지 마세요.
잘못된 민간요법은 오히려 건강에 해가 될 수 있습니다.

스트레스 대처는?

적당한 운동
: 적당한 운동은 스트레스 해소에 도움이 되며, 우리 몸의 면역 기능을 향상시킵니다. 그러나 지나친 운동은 금물이며, 무리하지 않는 범위 내에서 자신에게 맞는 운동을 해야 합니다.
예 : 산책, 요가, 스트레칭 등의 가벼운 운동

깊은 호흡
: 깊은 호흡은 부교감 신경을 활성화시키므로 스트레스를 받으면 흥분되는 교감 신경을 안정화시키는데 도움이 됩니다. 하루에 2~3회, 10분 이상 깊은 호흡을 하는 것이 좋습니다.

명상
: 눕거나 앉아 편안한 자세로 눈을 감고, 자신이 좋아하는 2음절 단어를 생각하면 됩니다. 명상 테이프를 사용하는 것도 효과적입니다. 하루에 2~3회, 30분 가량 지속하는 것이 좋습니다.

적절한 자기주장
: 감정을 말이나 글로 표현하는 것이 중요합니다. 감정을 무조건 참거나, 적절하지 않은 행동으로 표출하는 것은 자신뿐만 아니라 주변 사람들에게 부정적인 영향을 줄 수 있습니다.
예 : "네가 (상황이) ~하니, 나는 ~하다" 등

가벼운 활동

: 종이 접기, 노래 부르기, 산책 등 가벼운 취미 활동, 봉사, 종교 활동과 소일거리 등은 주로 집에서 혼자 생활하는 것보다 일상 생활을 더 활기차게 만들어 줍니다.

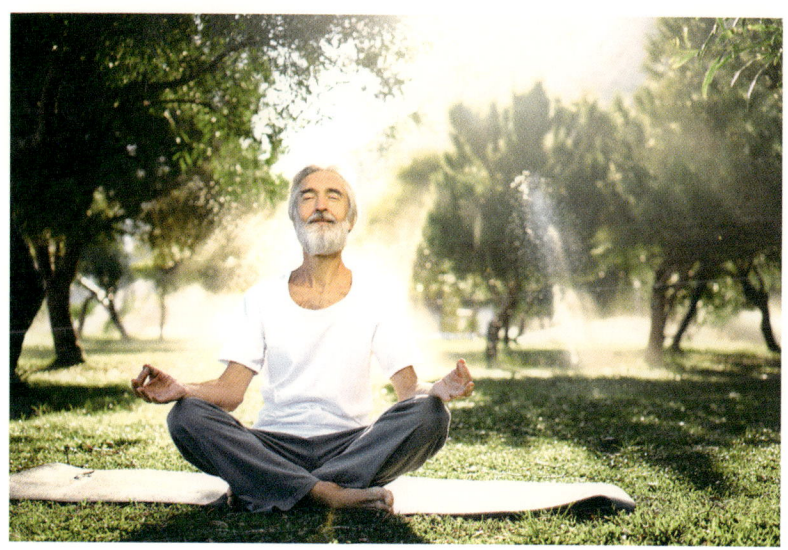

심리적으로 적응하기

투석으로 인한 스트레스를 잘 대처하지 못하면 우울증으로 발전 할 수 있습니다. 만성 콩팥병을 진단받고 투석을 해야 한다는 사실을 알았을 때 3~4명 중 1명꼴로 우울증이 발생한다고 합니다. 콩팥이 더 이상 기능을 못한다는 것은 분명 두렵고 슬픈 일이며, 이러한 감정을 느끼는 것은 정상적인 반응이라 할 수 있습니다. 그러나 슬프거나 울적한 느낌이 기분의 문제를 넘어서서 신체와 일상 생활에 지장을 주는 상태가 2주 이상 지속 될 때는 우울증을 의심해 보고 의료진과 주변인들에게 도움을 청하여 적극적인 대처를 해야 합니다.

우울증이 의심될 때는?

스트레스가 심해져서 일상 생활이 힘들 정도의 우울감이 2주 이상 지속 된다면 정신과 치료가 도움이 될 수 있습니다. 우울증을 마음의 감기라고 부르는 것처럼 정신과는 정신병이 있는 환자뿐만 아니라 일반인들도 충분히 치료를 받을 수 있는 곳입니다. 필요한 경우 항우울제, 항불안제 등 약물 치료를 병행하여 심리 치료를 받게 되면 우울증이 빨리 호전 될 수 있습니다.

나의 심리적 건강 상태 점검하기

다음은 우울증 정도를 알 수 있는 점검표 입니다. 자신의 심리 상태를 점검해 보고 15점 이상일 때는 반드시 의료진의 도움을 구해야 합니다.

	지난 2주일 동안 다음과 같은 문제를 얼마나 자주 겪었는지 해당되는 란에 ∨표 해주십시오.	전혀 없음	며칠 동안	일주일 이상	거의 매일
1	매사에 흥미나 즐거움이 거의 없다.	0	1	2	3
2	기분이 가라앉거나, 우울하거나, 희망이 없다고 느낀다.	0	1	2	3
3	잠들기 어렵거나 자주 깬다. 혹은 잠을 너무 많이 잔다.	0	1	2	3
4	피곤하다고 느끼거나 기운이 거의 없다.	0	1	2	3
5	식욕이 줄었다. 혹은 너무 많이 먹는다.	0	1	2	3
6	자신이 실패자로 여겨지거나, 자신과 가족을 실망시켰다고 느낀다.	0	1	2	3
7	신문을 읽거나 텔레비전 보는 것과 같은 일상적인 일에 집중하기 어렵다.	0	1	2	3
8	다른 사람들이 눈치 챌 정도로 평소보다 말과 행동이 느리다. 혹은 너무 안절부절 못해서 가만히 앉아 있을 수 없다.	0	1	2	3
9	차라리 죽는 것이 낫겠다고 생각하거나 어떻게든 자해를 하려고 생각한다.	0	1	2	3

총점 _____ /27점

결과보기
0~4점: 우울하지 않은 상태　　5~9점: 가벼운 우울상태　　10~14점: 우울한 상태
15~19점: 중한 우울상태　　20~27점: 심각한 우울상태

투석치료에서의 나의 역할은?

투석을 포함한 치료는 의료진만으로 이루어지는 것이 아닙니다. 치료가 잘 되도록 돕기 위해 의료진이 항상 곁에 있지만 환자 본인이 적극적으로 치료에 참여하는 것이 무엇보다 중요합니다. 이렇게 의료진과 환자의 역할이 하나가 될 때 환자는 최적의 투석으로 건강한 생활을 유지할 수 있게 됩니다.

- 투석이 잘 이루어지고 있는지 알아야 합니다.
- 투석 시간 약속을 잘 지켜 일정한 투석 시간을 유지해야 합니다.
- 투석 도중 이상 증상이 있으면 의료진에게 즉시 도움을 요청합니다.
- 식사요법을 잘 따라야 합니다. 만일 문제가 있으면 전문 영양사나 간호사와 의논하여 해결 방안을 모색해야 합니다.
- 투석간 체중 증가가 많지 않도록 해야 합니다.
- 가능한 매일 체중과 혈압을 측정합니다.
- 처방에 따라 약물을 잘 복용해야 합니다.
- 혈관통로를 잘 관리하는 방법을 배우고 실천해야 합니다.
- 나에게 적합한 운동량을 알아 규칙적으로 운동하고 적당한 휴식을 취합니다.
- 규칙적인 배변을 할 수 있도록 합니다.

- 감염에 주의합니다.
- 치료에 관하여 가능한 모든 것을 배우고, 알아야 하며 의문점이 있으면 언제든지 의료진에게 이야기하도록 합니다.

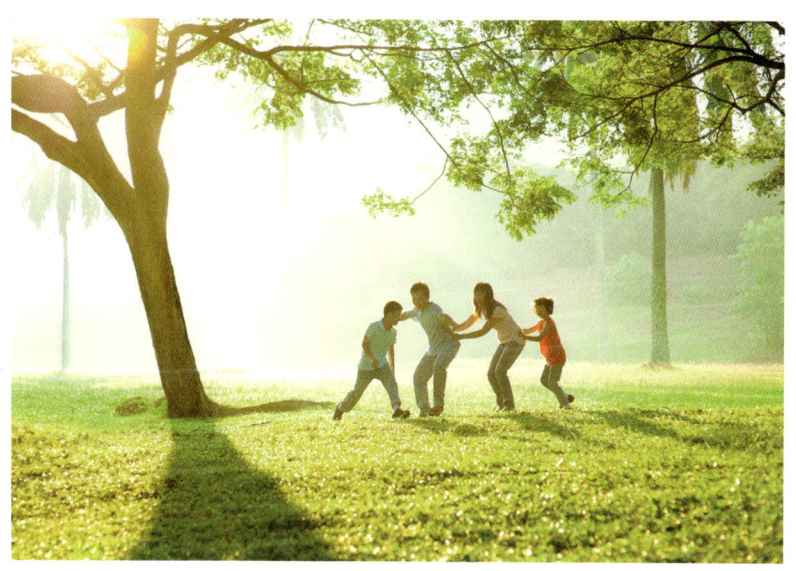

6 콩팥 이식 심층해부

투석을 중단할 수 있는 기회 – 콩팥 이식

콩팥 이식은 정상적인 콩팥을 이식 받아서, 콩팥병이 걸리기 전과 같은 상태로 되돌아가는 것입니다. 수술과 추후 관리가 잘 된다면 현재로는 가장 이상적인 치료법이라고 할 수 있습니다. 그러나 병이 없는 상태와 다른 것은 면역 억제제를 지속적으로 복용한다는 것입니다. 우리 몸은 이식 받은 콩팥을 '나와 다른 것'으로 인식하여 면역 반응을 일으키고 이것은 이식 받은 콩팥을 손상시킵니다. 따라서 면역 반응을 억제하기 위한 면역 억제제 복용이 필요합니다. 그러나 성공적인 이식은 투석치료와 비교하여 사회 생활로의 복귀, 자유로운 신체 활동, 식이요법 및 시간의 제한이 없고 소아의 경우 성장 및 발육이 정상화 될 수 있어 말기 콩팥병증의 궁극적인 치료로 볼 수 있습니다.

나도 콩팥 이식을 받을 수 있을까?

말기 콩팥병은 치료를 시작할 당시 환자의 상태에 따라 치료방침이 다를 수 있습니다. 즉 환자의 연령, 동반되는 질환(심혈관계질환, 간염 등)에 따라서 치료 방침을 결정하게 됩니다. 체중이 10kg 미만의 소아나 전신상태가 양호하지 않은 고령자는 이식보다 투석이 바람직한 치료 방침입니다. 또한 세균, 곰팡이 및 바이러스에 의한 지속적 감염, 암, 혈액질환, 간경화증, 정신질환이 있는 경우에도 투석치료를 권하고 있습니다.

일반적으로 감염, 암, 심한 영양장애 및 치료가 곤란한 전신질환이 없는 말기 콩팥병 환자는 투석보다 이식이 이롭습니다. 이는 당뇨 콩팥병 환자에서도 마찬가지입니다.

이식 환자의 생존율과 이식 콩팥의 생존율은?

콩팥 이식을 받더라도 이후 평생 콩팥이 잘 기능하는 것은 아닙니다. 이식 후 관리를 잘 하더라도 여러 가지 요인에 의해 이식 받은 콩팥은 서서히 기능이 떨어집니다. 삼성서울병원의 자료를 보면, 뇌사기증자의 이식인 경우는 10년에 75%, 15년에 67%이고, 살아 있는 기증자 이식인 경우 10년에 84%, 15년에 72%입니다. 그렇지만 이식 받은 콩팥의 기능이 나빠지더라도 환자가 사망하는 것은 아닙니다. 환자는 투석 요법을 다시 받을 수 있으므로 환자가 사망하는 경우는 거의 없습니다. 이식을 받은 환자의 생존율은 10년 94%, 15년 89%로 보고되고 있으며, 사망의 원인도 콩팥이 아닌 다른 문제인 경우가 많습니다.

이식으로 향한 첫 걸음

수술 전 철저한 평가를 통해 이식 수술의 적합여부를 확인하여 수술 성공률을 높이고 합병증을 최소화하여야 합니다. 수술 전 평가를 통해 수술에 대한 위험성이 있는 질환을 먼저 교정해야 합니다.

이식 수술에서 가장 큰 두 가지 위험 요소는 복합적인 수술 과정과 이식 후 거부 반응을 방지하기 위해 평생 복용해야 하는 면역 억제제로 인한 합병증입니다.

심폐 기능의 저하와 콩팥 기능이 소실된 상태로 마취와 수술이 진행되므로 건강한 사람에 비해 수술에 따른 합병증의 위험이 증가하게 됩니다. 또한 면역 억제제의 사용에서 발생될 수 있는 악성 종양이나 급성 감염증 등을 미연에 방지하기 위해 수술 전 철저한 평가가 필요합니다. 결론적으로 이식 수술을 견딜 수 있는 신체 조건이 수반되어야 성공적인 이식이 가능합니다.

수혜자 검사

정밀한 신체 검사를 통하여 심장질환, 폐질환, 위장질환, 비뇨기계 질환 등을 확인하고 충치를 포함한 감염원 여부, 부인과적 문제점 등에 관하여 조사해야 합니다.

- 기초검사

  : 혈액(혈액형, 조직적합항원, 바이러스 등), 소변, 흉부 x-ray, 심전도

- 정밀검사

  : 심장초음파, 복부초음파, 위내시경, 대장내시경, 방광요관소변역류검사

- 타과의뢰

  : 감염내과, 치과, 이비인후과, 정신과, 부인과, 사회사업실

기증자 검사

- 기초검사

  : 혈액(혈액형, 조직적합항원, 바이러스 등), 소변, 흉부 x-ray, 심전도

- 정밀검사

  : 혈관조영술, 핵의학 콩팥검사, 24시간 소변검사

- 타과의뢰

  : 부인과(여성), 정신의학과

이식 전 절차 – 생체 이식과 뇌사자 이식

말기 콩팥병 환자가 이식을 받기 위해서는 기증자가 있어야 합니다. 기증자의 특성에 따라 이식은 살아있는 사람에게서 콩팥을 기증 받는 생체 이식과 뇌사자로부터 기증받는 뇌사자 이식으로 나눌 수 있으며 2000년 2월 9일부터 장기 등 이식에 관한 법률이 시행되어 이식을 받기 위해서는 이식 전에 국립 장기이식관리 기관에 사전 등록이 필요합니다

생체 콩팥 이식

이식 대상자와 적합한 기증자 선정을 위한 이식 수술 전 검사를 시행합니다. 검사 후 이식 대상자와 기증자가 확정이 되면, 국립장기이식관리 기관에 이식 대상자 선정 승인 신청을 한 후 이식 대상자 선정 승인을 통보 받은 후에만 이식 수술이 가능합니다.

콩팥 기증자는 만 16~65세 사이로 건강해야 하며, 콩팥 기증을 자의로 원해야 합니다. 검사에서 콩팥이 해부학적 및 기능적으로 정상이어야 하며, 당뇨병, 심한 고혈압, 감염증(예: 결핵, 간염보균 등) 및 악성종양, 정신과적인 문제 등이 없어야 합니다.

뇌사자 콩팥 이식 등록 절차

생체 콩팥 기증자가 없는 경우에는 국립장기이식관리 기관에

뇌사 장기 이식 대기자로 등록하여 뇌사 장기 기증자에게 콩팥을 기증 받아 이식 수술을 진행할 수 있습니다. 국립장기이식관리 기관에 등록을 위해 이식 대기자는 이식 전 필요한 검사를 시행해야 합니다. 등록된 이식 대기자는 전산망을 통해 국립장기이식관리 기관에서 통합 관리합니다.

  한 기관에 등록한 이식 대기자는 다른 기관에서 이중 등록을 할 수 없으며 투석 후 뇌사자 이식 등록을 할 수 있습니다.
뇌사 장기 이식이란 각종 뇌질환이나 사고 등으로 전체 뇌의 기능이 회복 불가능한 상태로 정밀한 의학 검사를 통해 최종적으로 뇌사 판정을 받은 뇌사자의 장기를 기증 받는 것입니다.

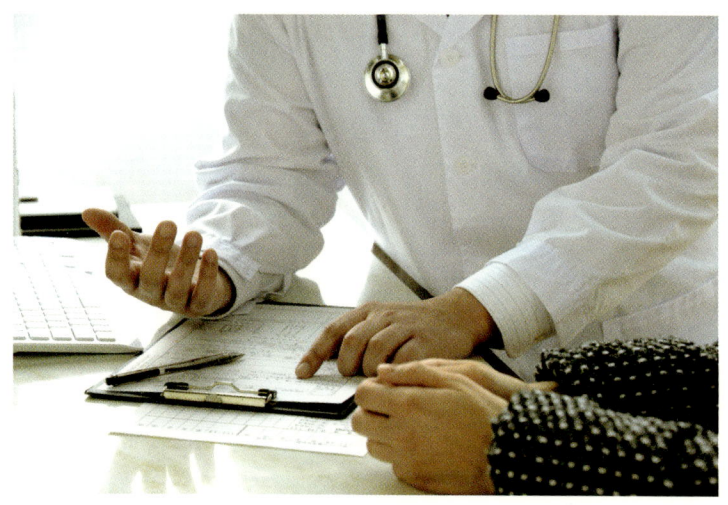

알아 두면 좋은 이식 수술 과정

병든 콩팥이나 요로 감염, 심각한 방광 요관부 역류현상, 과도한 단백뇨 배출 등의 심각한 문제가 없다면 본인의 콩팥은 제거하지 않습니다. 생체 이식인 경우 대부분 인접한 수술실에서 기증자와 수혜자의 수술이 동시에 진행됩니다.

수술 방법

- 수혜자 수술은 보통 5~6시간 가량 소요되고, 기증자의 수술은 보통 3~4시간 가량 소요되지만 상황에 따라 달라질 수 있습니다.
- 생체 이식인 경우 기증자는 비뇨기과에서 수혜자는 이식외과에서 동시에 수술을 진행하게 됩니다.

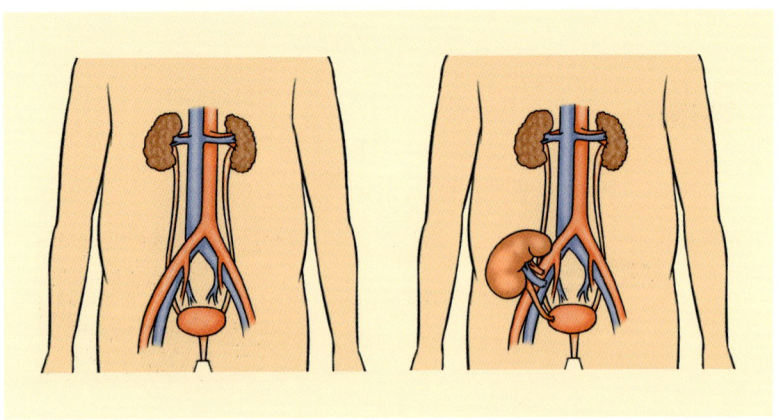

소요되는 비용

- 이식 시 소요되는 비용은 수혜자의 수술 전후 상태에 따라 차이가 있습니다.
- 생체 콩팥 이식의 경우, 기증자 비용을 포함하여 의료보험을 적용할 경우 약 1300~1500만원 정도입니다.
- 뇌사자에게서 콩팥을 이식 받은 경우에는 1~2일 내에 뇌사자의 콩팥 비용 400만원을 지급해야 하며 이식 비용은 의료보험을 적용하여 약 1000~1500만원 정도입니다.

놓칠 수 없는 이식 후 관리

면역 억제제 약물 평생 복용

우리 몸에는 면역 기능이라고 하는 것이 있어 스스로를 방어하는 기능을 가지고 있습니다. 즉 내 것이 아니라고 인지한 것은 남이라고 여기고 물리치려고 하는 것입니다. 이식을 받은 콩팥에 대해서도 마찬가지입니다. 이러한 이식 콩팥을 거부하는 것을 예방하기 위하여 면역 반응을 억제하는 면역 억제제를 복용하게 됩니다.

면역 억제제는 이식 후 거부 반응을 막기 위해 매일 복용하게 됩니다. 만일 약을 불규칙하게 복용하거나 복용을 중단하면 이식을 받은 콩팥에 거부 반응이 발생하고 콩팥은 급격히 손상됩니다. 그러나 면역 억제제는 감염 등에 저항할만한 능력을 약화시키게 됩니다. 그러므로 감염에 대한 예방에 각별한 주의가 필요합니다. 특히 수술 후 3~6개월간은 많은 양의 면역 억제제를 복용하게 되므로 특히 더 주의해야 합니다.

콩팥 이식 후 일상 생활

퇴원 후 일상 생활로 복귀하는 부분에서도 의료진의 조언을 잘 따라야 하며, 이식 후 정기적인 병원 방문을 통해 관리를 받아야 합니다.

이식 후 6개월이 지나면 이식 전 그려 왔던 건강한 일상인으로서 생활이 가능해집니다. 따라서 단계적인 적응 기간이 필요하기는 하지만, 이식을 받은 여러분은 지금 아픈 환자가 아니라 건강한 정상의 한 사람이며, 가족, 직장, 여러 단체의 일원으로서 인간 관계를 맺고, 일상 생활을 누리는데 큰 지장이 없을 것입니다.

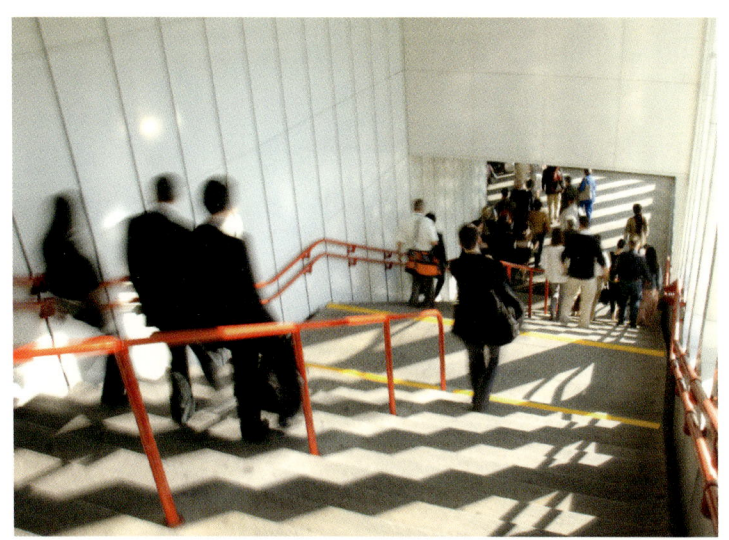

Q & A

🇶 혈액형이 맞지 않아도 이식 수술이 가능한가요?

과거에는 적합 혈액형 생체 기증자가 있는 환자분들만이 이식이 가능했으나, 이제는 적합 혈액형 기증자가 아니어도 이식을 받을 수 있게 되었습니다.
혈액형 부적합 이식의 경우, 혈액형 적합 장기 이식보다 거부 반응이 심할 수 있습니다. 그래서 장기 이식 수술 전 체내 거부 반응을 줄이기 위한 탈감작 면역요법 치료를 받게 됩니다. 탈감작 면역요법은 거부 반응을 일으키는 항체의 양을 줄이거나 항체를 생산하는 세포를 없애는 등의 다양한 방법으로 시행됩니다.

🇶 콩팥 췌장 이식은 어떤 환자가 받게 되나요?

인슐린 분비능이 감소되어 있는 제1형 당뇨병 환자가 말기 콩팥병에 이르렀을 때 췌장과 콩팥을 동시에 이식하는 것을 고려 할 수 있습니다. 이 경우 당뇨병도 치료가 되므로 이식 후 고혈당에 대한 치료가 필요하지 않게 됩니다. 고도 비만인 경우 수술 후 합병증의 위험이 높아 권장되지 않습니다. 그러나 콩팥 췌장 이식은 생체 기증자 이식이 어렵기 때문에 대부분 뇌사자 기증자 이식으로 진행하게 되고 따라서 투석을 하면서 기회를 기다려야 합니다. 따라서 생체 콩팥 기증자가 있는 경우, 콩팥 단독 이식을 먼저 시행하는 것이 좋고, 뇌사자 콩팥 이식을 기다리는 제1형 당뇨병 환자에서는 콩팥 췌장 동시 이식으로 신청을 하는 것이 좋습니다.

부록

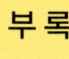

만성
콩팥병 환자를 위한
복지 혜택

만성 콩팥병 환자를 위한 다양한 사회복지 혜택을 살펴보고 도움을 받으시기 바랍니다. 다음 내용은 2017년 1월 기준으로 작성되었으며, 사회복지제도는 연도별로 기준이 변경될 수 있습니다.

장애 등록 및 혜택

Q 어떤 경우에 받을 수 있나요?

A 만성 콩팥병으로 투석치료를 시작한 후 3개월이 지나면 콩팥장애 2급, 콩팥 이식술을 한 경우에는 콩팥 장애 5급으로 등록이 가능합니다.

Q 어떻게 신청해야 하나요?

① 본인 또는 보호자(18세 미만 아동 및 장애인의 경우)가 신청합니다.

② 투석치료 또는 이식을 받은 의료 기관에서 장애진단서와 의무 기록(3개월 동안의 진료/검사 기록지)을 발급받습니다.

③ 거주지 읍, 면, 동사무소에 구비 서류를 가지고 방문하여 신청합니다.

* **구비서류** : 장애진단서와 의무기록, 반명함판 사진(3X4cm) 3매, 주민등록증 → 신청이 완료되면, 3~4주 후에 복지카드(장애인등록증)가 발급됩니다.

예시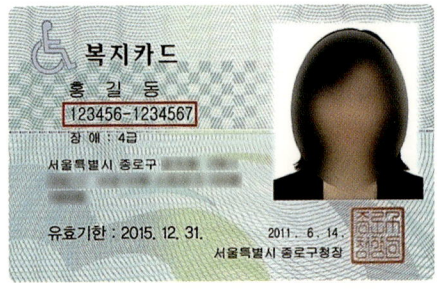

장애인에 대한 혜택

- 장애인용 LPG 차량 구입 시 세금(취등록세/공채, 자동차세) 면제
- KTX를 포함하는 기차와 국내선 비행기 운임 할인
- 지하철 요금 면제, 고속도로 톨게이트 요금 50% 할인
- 장애인에 대한 상속세 및 증여세 일부 공제/면제, 소득공제 혜택 등

산정특례

Q 어떤 제도인가요?

A 만성 콩팥병 등 희귀난치성질환으로 건강보험공단에 등록한 환자의 급여 부분 본인 부담률을 20%에서 10%로 경감시켜주는 제도입니다.

Q 누가 받을 수 있나요?

A 투석치료 실시 당일의 외래진료 또는 투석과 관련된 입원 치료를 받는 환자, 이식 후 면역 억제제를 투여받은 당일 외래 또는 관련 입원 치료를 받은 환자

Q 어떻게 신청해야 하나요?

① 주치의 선생님께 '건강보험 산정특례 신청서' 작성을 요청합니다.

예시

건강보험 산정특례 등록 신청서
(☐ 암 ☐ 기타 산정특례질환)

※ 해당란에 ☑표기

산정특례등록번호	※공단기재사항		접수일자	※공단기재사항
건강보험증번호			가입자(세대주)	
수진자 (주민등록번호)	(-)		등록결과 통보방법	☐ 문자서비스(SMS) ☐ E-mail ※ 해당란에 ☑표기
E-mail			휴대전화	
주 소			자택전화	

【요양기관 확인란】

진료과목		구분	입원/외래	진단확진일	. .
암, 기타	진단명		(상병기호: ※ 상병기호 반드시 기재)		
증증화상	※ 상병기호 반드시 기재 상병기호:			※ 특정기호 반드시 기재 (특정기호:)	

【최종 진단 방법】 ※ 해당란에 ☑표기 ※ 중복 체크 가능

☐ 암	☐ 기타 산정특례질환
☐ ① 검사 ☐ Sono ☐ CT ☐ MRI ☐ 기타( ) ☐ ② 조직검사 없는 진단적 수술 ☐ ③ 특수 생화학적 또는 면역학적검사 ☐ ④ 세포학적 또는 혈액학적 검사 ☐ ⑤ 전이부위의 조직학적 검사 ☐ ⑥ 원발부위의 조직학적 생검 ☐ ⑦ 기타( )	☐ ① 영상검사 ☐ Sono ☐ CT ☐ MRI ☐ 기타( ) ☐ ② 특수 생화학/면역학적검사, 도말/배양 검사 등 ☐ ③ 유전학적 검사 ☐ ④ 조직학적 검사 ☐ ⑤ 임상적 소견으로 최종 진단 시 기재 ☐ ⑥ 기타(검사)

위의 기록한 사항이 사실임을 확약함
         년 월 일
요양기관명 (기호) :   ( )
담당의사 (면허번호) :   ( ) (서명 또는 인)

상기와 같이 건강보험 산정특례 등록을 신청합니다.
     신청일   년 월 일

신청인 :   (서명 또는 인) 전화번호 ( )
             수진자와의 관계 ( )

국민건강보험공단 이사장 귀하

② 우리 병원(삼성서울병원)의 경우, 원무팀(수납 창구)에 제출하시면 됩니다. 일부 병원에서는 환자가 직접 건강보험공단에 신청서를 접수하도록 합니다.
③ 건강보험공단에서 문자나 메일로 승인여부를 알려줍니다.
→ 5년 뒤에 갱신해야 산정특례 혜택을 유지할 수 있습니다.

 * 건강보험공단은 1577-1000로 문의하세요.(http://www.nhis.or.kr)

국민연금 장애연금

Q 어떤 제도인가요?

A 국민연금의 기본적인 취지는 가입자가 불입한 금액과 기간에 따라 향후 60세 이후에 노령연금을 받는 것인데, 노령연금을 받기 전이라도 국민연금법에서 정한 장애등급(1~4급)에 따라 장애연금을 받을 수 있는 제도입니다.

Q 누가 받게 되나요?

A 국민연금 가입자로 주 2회 이상 정기적인 투석치료를 처음 받은 날로부터 3개월이 지났거나, 콩팥 이식 수술 후 6개월이 지난 경우에 받을 수 있습니다.

Q 장애연금은 어떤 방식으로 받게 되나요?

A 국민연금법에서는 장애를 1급에서 4급으로 분류하고 있습니다. 투석치료 중에는 2~3급에 해당되어 월 지급방식으로 받게 되고, 콩팥 이식 수술을 한 경우에는 4급으로 일시금

형태로 받게 됩니다. 연금 수령액은 개인이 납입한 기간과 월별 금액에 따라 다릅니다.

Q 어떻게 신청하나요?

A 전국 어느 국민연금공단 지사에도 신청이 가능하지만, 주로 환자 거주지를 관할하는 지사에 신청하면 됩니다. 신청서와 관련된 서류들이 많이 있으니, 방문 전에 미리 관할 지사 장애연금 담당자에게 전화로 문의하면 도움이 됩니다.

* 국민연금관리공단은 국번없이 1355로 문의하세요.(www.nps.or.kr)

보건소 투석비(희귀난치성질환 의료비) 지원 사업

Q 어떤 제도인가요?

A 투석 환자를 포함한 희귀난치성질환(134종) 치료비용 중 급여부분을 지원하는 제도입니다.

Q 누가 받을 수 있나요?

A 건강보험 대상자 중 산정특례에 등록된 투석 환자이고, 환자가구 소득과 재산기준이 기준 중위소득 120% 이하 및 최고 재산액의 300% 이하인 대상자입니다.

환자 가구 소득 및 재산 기준

2017년 기준(단위: 원)

구분	1인 가구	2인 가구	3인 가구	4인 가구
소득기준 (중위소득 120%)	1,983,517	3,377,339	4,369,098	5,360,856
재산기준 (최고재산액 300%)	134,566,332 149,566,332 209,566,332	167,991,366 182,991,366 242,991,366	191,774,532 206,774,532 266,774,532	215,557,698 230,557,698 290,557,698

* 재산 기준은 지역(농어촌, 중소도시, 대도시)에 따라 상이, 부양의무자는 별도 기준 적용

Q 어떻게 신청하나요?

① 콩팥 장애 등록을 먼저 합니다.
② 주민등록지를 기준으로 한 관할 보건소에 전화 문의 후 방문합니다.
③ 구비서류를 지참하여, 의료비 지원신청을 합니다.
* **구비서류** : 3개월 내 발급된 진단서, 건강보험증 사본, 임대차 계약서, 장애인 증명서, 가족관계증명서, 자동차보험계약서, 환자 통장사본, 금융재산 관련 서류 등

이외에도 국민기초생활보장제도와 차상위 본인부담경감제도가 있으며, 저소득층을 대상으로 한 수술비 지원사업인 긴급복지지원제도와 재난적 의료비 지원제도가 있습니다.

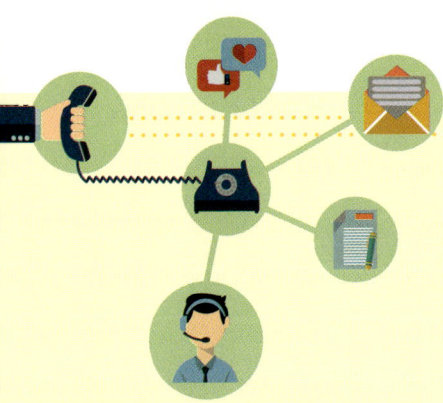

도움이 되는 홈페이지

★ 보건복지부 ☎ 129, www.mohw.go.kr

★ 국민연금 ☎ 1355, www.nps.or.kr

★ 국민건강보험공단 ☎ 1577-1000, www.nhis.or.kr

★ 국민생활서비스정책 www.korea.kr/hope
　– 희망사다리

★ 대한콩팥학회 ☎ 02-3486-8736, www.ksn.or.kr

★ 대한당뇨병학회 ☎ 02-714-9064, www.diabetes.or.kr

★ 한국콩팥장애인협회 ☎ 02-2236-9081, www.koreakidney.or.kr

★ 국민고혈압사업단 www.hypertention.or.kr

참고 문헌

1. 대한콩팥학회 http://www.ksn.or.kr
2. 대한투석협회 http://www.e-kda.org
3. 복막투석 교육자료. 삼성서울병원.
4. 박스터 만성 콩팥병과 신대체요법
5. 의약품관리 종합정보 센터 http://www.kpis.or.kr
6. 투석 환자를 위한 지침서. 삼성서울병원
7. http://nkdep.nih.gov
8. http://www.kidney.org
9. http://www.kidney.org.au

정기 점검표(Check list)

	검사 항목	목 표
혈당	공복혈당	80~130 mg/dL
	식후혈당	180 mg/dL 미만
	당화혈색소	6.5% 미만
혈압		130/80 mmHg 미만
콜레스테롤	나쁜(LDL) 콜레스테롤	100 mg/dL 미만
	좋은(HDL) 콜레스테롤	남 : 40 mg/dL 이상 여 : 50 mg/dL 이상
	중성지방	150 mg/dL 이하
콩팥 기능 검사	알부민/크레아티닌 비	30 µg/mg 미만
	사구체여과율	90 mL/min/1.73m^2 이상
	요소질소	5~25 mg/dL
	크레아티닌	남 : 0.7~1.3 mg/dL 여 : 0.6~1.1 mg/dL
체중	비만도	표준 체중
안과 검진	안저검사	매년
예방 접종	인플루엔자 폐렴사슬알균	매년 1회

나의 결과	나의 결과	나의 결과	나의 결과
___월 ___일	___월 ___일	___월 ___일	___월 ___일

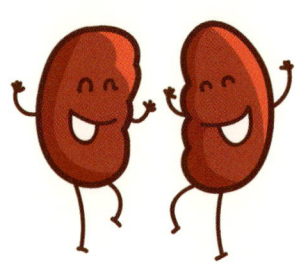